现代眼科

常见病规范化诊疗

张慎成 张丹丹 王建刚 孙鹏 主编

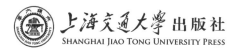

上海交通大学出版社

SHANGHAI JIAO TONG UNIVERSITY PRESS

内容提要

本书先介绍了眼科手术；后对泪器疾病，眼眶、眼睑疾病，视网膜疾病等眼科常见病和多发病进行了详细的论述。针对每种疾病，都详细介绍了其病因、发病机制、临床表现、实验室检查、诊断方法、鉴别诊断及治疗策略。本书对于从事眼科临床专业的医师及在校医学生来说有较大的帮助，可作为他们的参考用书。

图书在版编目（CIP）数据

现代眼科常见病规范化诊疗 / 张慎成等主编. --上
海 ：上海交通大学出版社，2022.8
　　ISBN 978-7-313-26512-8

　　Ⅰ．①现… Ⅱ．①张… Ⅲ．①眼病－常见病－诊疗
Ⅳ．①R771

　　中国版本图书馆CIP数据核字（2022）第156574号

现代眼科常见病规范化诊疗
XIANDAI YANKE CHANGJIANBING GUIFANHUA ZHENLIAO

主　　编：张慎成　张丹丹　王建刚　孙　鹏
出版发行：上海交通大学出版社　　　　　　　地　　址：上海市番禺路951号
邮政编码：200030　　　　　　　　　　　　　电　　话：021-64071208
印　　制：广东虎彩云印刷有限公司
开　　本：710mm×1000mm　1/16　　　　　经　　销：全国新华书店
字　　数：244千字　　　　　　　　　　　　印　　张：14
版　　次：2023年1月第1版　　　　　　　　　插　　页：2
书　　号：ISBN 978-7-313-26512-8　　　　　印　　次：2023年1月第1次印刷
定　　价：198.00元

编委会

前　言

　　眼睛虽是人体最小的器官之一,但却非常精致、特殊和复杂,既是生物器官,又是光学器官。21世纪以来,我国经济、文化、科技及医疗等方面的发展突飞猛进,眼科学则是当代医学领域发展最快、最活跃的学科之一。伴随着眼科新型仪器的研发、推广和使用,新理论、新技术、新方法如雨后春笋不断涌现,眼科疾病的诊断方法和治疗观念均有较大的改变。过去被认为是不治和难治的疾病,目前已有了行之有效的治疗方案。临床医师能够在微观上更加全面、深刻地认识疾病和处理疾病;加之新的眼科诊疗方法与技术层出不穷,越来越多的眼科疾病可以被更早地发现,从而得到及时有效的治疗。为顺应广大人民期望寿命延长与生活质量提高的需求,为了适应眼科的发展和满足广大眼科医师的要求,进一步提高眼科医师的临床诊治技能和水平,编者们编写了《现代眼科常见病规范化诊疗》一书,期望能够指导眼科医师的实践操作,造福广大眼病患者,为我国眼科事业的发展尽一点微薄之力。

　　本书先介绍了眼科手术;后对泪器疾病,眼眶、眼睑疾病,视网膜疾病等眼科常见病和多发病进行了详细的论述。针对每种疾病,都详细介绍了其病因、发病机制、临床表现、实验室检查、诊断方法、鉴别诊断及治疗策略。本书内容丰富、新颖,资料可靠,力求将眼科基本理论、基础知识、基本技能与临床实践完美结合,融科学性、系统性、先进性、实用性与启发性于一体。本书读者对象为眼科相关专业人员和广大基层医疗机构,包括县级医院、乡镇医院以及社区医疗服务中心的临床医师;同时还包括广大研究生、进修生、医学院在校学生等,可作为其工作和学习的参考书。

　　由于本书贯穿了各位编者的个人认识、观点和临床体会,难免有片面或不足之处,恳请广大读者和同行批评指正,以期再版时予以改进、提高,使之逐步完善。

《现代眼科常见病规范化诊疗》编委会

2021 年 8 月

目　　录

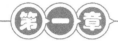

眼 科 手 术

第一节 角 膜 手 术

一、角膜移植术

角膜移植术是用健康透明的供体角膜,替换已遮挡患眼视轴的或即将导致丧失眼球完整性的病变角膜。供体角膜的来源,有自体、同种和异种之分。手术目的主要为改善视力者,称为光学性角膜移植术;为去除感染病灶或为减轻疼痛、阻止病变恶化者,称为治疗性角膜移植术;为保持组织结构的完整性者,称为整复性角膜移植术;为改善外观者,称为美容性角膜移植术。

临床上常用的手术方式有穿透性(全层)角膜移植术与板层角膜移植术两种。

(一)穿透性角膜移植术

穿透性角膜移植术(penetrating keratoplasty,PKP)是切通全层角膜的移植手术。由于显微手术的引进,缝线、显微手术器械的发展,使技术操作更为精湛。加以人们对角膜内皮细胞功能的了解,使供体材料的保存和选择更加完善。此外,新的免疫抑制药物的问世,使手术后的排斥反应明显减轻。以上这些因素都使穿透性角膜移植的成功率大为提高,手术的适应证也得以扩大,成为当今主要的复明手术之一。但因为本手术的并发症较多,而且有些还较严重,因此,对术后并发症的早期发现和早期防治极为重要。除此之外,获得患者及其家属术前的理解和术后的合作,也是取得手术成功的重要环节。

1.影响手术成功的主要因素

(1)供体组织:为避免疾病传播,对有污染和浑浊的供体角膜或患有全身脓毒血症及病毒性中枢神经系统疾病患者的供体角膜不宜选用。为保持角膜内皮细胞有足够的功能,供体眼球应于死亡后 6 小时内摘取;供体角膜内皮细胞密度最好在 2 000 个/mm² 以上;采用 4 ℃湿房保存者应在 24 小时内使用;采用 M-K 液保存者应在 48 小时内使用;采用 K-液或 Optisol 液保存者则不宜超过 7 天。

(2)受体组织:宿主角膜本身原有病变的性质和严重程度,直接影响手术的成功率。有活动性炎症与深层角膜血管新生者,预后较差;患眼伴随的其他眼病,如青光眼、葡萄膜炎和干眼症等均应事先予以治疗,否则会导致手术失败。

(3)其他:如手术器械的完善、手术技巧的娴熟程度、术前的准备、术后的护理等均可影响手术的成功率。

2.手术适应证

(1)视力:双眼视力均小于 0.02 者可考虑手术。双眼视力虽可达 0.1,但视力日趋下降者(如 Fuchs 角膜内皮营养不良),可考虑先在视力较差的眼上手术。如为独眼者应慎重,并应向患者及其家属详细说明病情和预后。

(2)疾病:角膜失代偿为当前最多见的手术适应证。20 世纪 50 年代,很少有人认为白内障术后引起的无晶状体性大泡性角膜病变(aphakic bullous keratopathy,ABK)行角膜移植术后能获成功,而现在行穿透性角膜移植术后植片透明率可达 65%～90%,视力≥0.5 者可达 35%～68%。自开展人工晶状体植入术后,眼科临床出现了假晶状体性大泡性角膜病变(pseudophakic bullous keratopathy,PBK),其手术后植片透明率高达 80%～95%,视力≥0.5 者可达16%～78%。

圆锥角膜由于进行性角膜前突,近视散光性屈光不正度数不断增加,可使视力明显减退。有时角膜曲率半径过小,无法配戴角膜接触镜时则需手术矫治。

角膜瘢痕无活动性炎症,新生血管表浅稀疏者,行穿透性角膜移植术后的预后较佳。

角膜营养不良为内皮性者或实质层者,如影响视力严重者可考虑行穿透性角膜移植术。

严重的晚期角膜感染性疾病,如真菌性角膜炎因病情不能控制,角膜即将毁坏时,可考虑行穿透性角膜移植术。

3.手术禁忌证

(1)全身性:患者心肺功能不良,不能承受手术者为绝对禁忌证。严重肝肾功能不全且失代偿期的患者也不应手术。其他如年老体弱、营养不良、糖尿病、低智及术后不能随访者为相对禁忌证。

（2）眼部：严重化学烧伤、放射性烧伤、眼类天疱疮与 Stevens-Johnson 综合征、神经麻痹性角膜病变、眼睑缺损、青光眼、上皮植入、前房裂综合征、多次角膜移植失败、弱视及眼底病影响视功能者为相对禁忌证。内眼手术后的炎症反应及其他原因引起的活动性炎症均为相对禁忌证，应待炎症完全消退 6 个月以后再行手术。

4.手术方法

（1）术前准备：与一般内眼手术相同，包括泪道冲洗及结膜囊内滴用抗生素等。此外，对有透明晶状体的眼拟行手术者，术前 1 小时开始，应局部滴用 2％毛果芸香碱，每 10 分钟 1 次，共 3 次，使瞳孔缩小，或术中用卡米可林缩瞳，以保护晶状体不致受损伤。对合并有白内障者，拟同期施行角膜移植联合白内障摘除术时，术前应不散瞳或轻度散瞳，以免晶状体核娩出后玻璃体前突带来的风险。

（2）消毒、麻醉和降眼压的方法：与白内障手术相同，而且更为强调降眼压的重要性。如果行角膜移植联合白内障摘除加人工晶状体植入二联术时，要求眼压低于 1.3 kPa(10 mmHg)。术中无后房正压可以明显减少术中并发症的发生。

（3）暴露、固定与支撑眼球：使用的开睑器不能对眼球有压迫，眼裂过小时可行外眦切开。常用的固定与支撑眼球方法是在角膜缘外的浅层巩膜上缝一 Fleiringa 环，缝合时要注意匀称，勿使眼球扭曲。也可采用上直肌与下直肌腱同时牵引的方法固定眼球。

（4）决定植片的大小：理想植片的大小为(7.5±1.0)mm，过小的植片易引起术后散光，植片太大则邻近角膜缘，易形成新生血管、周边虹膜前粘连及继发性青光眼。可先试放环钻于宿主角膜中心病变处，轻压使之成环形划痕，以估量植片大小是否合适。

（5）切取供体角膜：此步骤一定要在切除宿主病变角膜之前施行，以免供体角膜切取失误时无备用角膜材料。切取供体角膜的方法有两种。一种是从完整供体眼球的角膜上皮细胞侧切取；另一种是从角巩膜片的内皮细胞侧钻取。实践证明从内皮面切取比从上皮面切取对角膜内皮细胞的损伤要小，而且边缘整齐。角巩膜片可从储存液中获取，也可从湿房保存的完整供体眼球上剪切下来。剪切时应在手术台旁另设一无菌操作台，用消毒纱布将已用无菌盐水及抗生素液先行冲洗过的供体眼球，在角膜缘外 6 mm 处包紧固定；以锐利尖刀在角膜缘外 2～3 mm 处行与角膜缘平行的巩膜切开。此时，切勿损伤其下的葡萄膜组织，勿进入玻璃体腔内、仅达睫状体上腔。用角膜剪在睫状体上腔扩大切口达 360°。查验切口无未断的巩膜纤维组织后，用牙镊轻轻提起巩膜瓣；另一手同时用虹膜铲压睫状体向下,将角巩膜片在无前房消失的情况下取下,将内皮细胞侧向上放置于聚四氟乙烯(Teflon)切割台上。选用比切植床大 0.25 mm(无晶状体眼可大 0.5 mm)的环钻,在供体角巩膜片中央垂直冲切。听到组织断裂声后,轻轻前后摇摆环钻,检查无残留未切透的组织后再提出环钻。套在环钻上的角巩膜残边送做细菌培养,切割台上的供体角膜片上滴以黏弹物质或组织培养液后盖罩以防干燥。

(6)制备受床:即切除宿主角膜中心部病变。术者一手用镊抓住支撑环或水平方向角膜缘外浅层巩膜,以固定眼球;另一手将环钻置于已环形划痕的病变角膜中央部,用拇指和示指两个手指正反旋转环钻下切角膜。为避免眼内其他组织受损伤,最好钻深达角膜全厚的 3/4 为宜,再以锐利尖刀在鼻侧或颞侧切透全层,前房注入缩瞳剂卡米可林和透明质酸钠。分别用左、右手角膜剪将病变角膜片垂直剪下。注意勿损伤虹膜与晶状体。

(7)植受连接:先将黏弹物质注入晶状体及虹膜前植孔内,用 Paton 铲将供体植片自上皮面将其移出切割台(在移出过程中要注意保持内皮面向上勿让器械触及,以免损伤内皮细胞),小心谨慎地将其覆盖于植床上,稍加对位。以锐利的铲针 10-0 尼龙线将植片缝于受体植床上。缝合方法有几种,包括间断缝合、单连续缝合、双连续缝合或间断加连续缝合等。无论采用何种缝合方法,都须先缝 4 根定位基线,依次为 12:00、6:00、3:00 和 9:00 处。其中第 2 针 6:00 处出植床的位置尤为重要,摆放适宜可使植片与植床均匀对位,术后散光较小。缝合时每针力求深达 90% 厚度,呈放射状。每象限最好缝合 4～6 针。结扎缝线要松紧适度,线结埋于受床侧上皮下。术中应保持前房不消失,结束手术前要用纤维海绵轻压创缘,查看有无溢水现象,必要时需加针缝合,以便达到创缘闭合呈水密程度。在手术显微镜下用散光盘指导下调整缝线,消除术中散光。最后,拆除支撑环或牵引线,结膜下注射抗生素与糖皮质激素,结膜囊内涂以消炎眼膏,双眼垫盖,术眼加盖铅罩,手术结束。

5.术后处理

(1)体力活动程度:由于现代显微手术方法已使植-受连接处的创缘达水密程度的闭合,因而不再需要患者绝对安静卧床、固定头部及进流质饮食等。患者可保持日常起居与饮食。但要使患者充分理解创缘闭合的薄弱性,术后要绝对避免对眼球的直接碰撞。术后 1 年内不宜做剧烈运动,儿童患者尤应注意。

(2)术后用药:前 3 天可全身静脉滴注广谱抗生素及糖皮质激素,以防止眼内感染并减轻炎症反应。术后第 4 天起改为局部滴用广谱抗生素及糖皮质激素,每天 2～4 次。如无感染迹象且角膜上皮层完好无缺时,术后 3 周可停止滴用局部抗生素。糖皮质激素的滴用,可由每天 4 次开始,随着炎症的消退,滴用频度可逐渐递减。通常在术后 1 个月时每天滴药 3 次,以后每月减 1 次。到每天滴用 1 次后,可持续到术后半年,再改为隔天滴药 1 次继用半年。为防止产生激素性青光眼,可选用氟美龙(FML)滴用。

(3)拆线:由于现代显微手术采用 10-0 尼龙缝线缝合创缘,使得创缘处的炎症反应明显减轻,因而角膜植片透明率大为提高。但是创缘的愈合时间也较前更为延长,因而绝不能按照丝线缝合创缘愈合早的传统拆线时间来拆线,以免导致创口裂开,前房消失等并发症。有时创缘已愈合却未及时拆线,瘢痕收缩使线套变松成为刺激原,不仅增加分泌物,还可诱发血管新生,导致排斥反应。

一般拆线时间约在术后 3 个月开始陆续拆除间断缝线,约在术后半年或更长一些时间,方能全部拆除。每次拆除的缝线要选择对眼有刺激而又不起连接作用的缝线,如周围有血管新生或线套变松者。对于连续缝线可酌情延迟拆线时间,有些老年患者创缘愈合程度较差,则应在术后 7 个月至 1 年或更长一些时间再拆除。儿童则相反,因其创口愈合快,则应早日拆除。拆线时要注意眼压及结膜囊清洁情况,要在眼压正常、结膜囊无分泌物时拆线。

(4)追踪观察:术后 1 周内应每天行裂隙灯显微镜检查,如无特殊改变,第 2 周可隔天检查 1 次,第 3 周可每周检查 2 次,1 个月后每周检查 1 次,3 个月后可由每 2 周检查 1 次递减为每 6 周检查 1 次。1 年后复查次数可再减少,但应提醒患者,术眼有不舒适症状时应及时就诊检查,以免贻误病情。

术后早期应注意观察植片透明度及中心角膜厚度,同时应注意创缘闭合情况、供体角膜上皮缺损范围、前房深浅程度、虹膜炎症反应轻重,眼压是否正常及有无感染迹象等。随后的复查,除仍应观察植片透明度外,还应注意观察原发病的复发及并发症的出现。

6.术后并发症的防治

(1)浅前房:术后 24 小时发现前房浅时,多为创缘闭合不佳或伤口裂开所致。如范围超过 30°者应修复,重新缝合。小范围者,用绷带包扎眼部后即可形成前房。术后数天前房开始变浅者,多为瞳孔阻滞所致,应予散瞳或行激光虹膜切开术。

(2)青光眼:是导致手术失败的主要原因之一。发生原因除原已患本病外,术后由于炎症、房角塌陷、药物不良反应等因素也可引发青光眼。其发生率高达 34%。因此,术后要经常注意观察眼压。并且在用药物控制炎症时,尽量选择非激素类药物。控制眼压的方法除局部和全身用药(如左旋肾上腺素、缩瞳药及碳酸酐酶抑制剂等)外,还可行激光小梁成形术、经巩膜睫状体光凝术及睫状体冷凝术。如行小梁切除等渗漏手术时,需极为小心地保护植片内皮活性,维持前房不消失。

(3)感染:轻者仅为缝线脓肿(约术后 1 个月出现)。应做脓液细菌培养,局部滴用广谱抗生素,并拆除此感染缝线。术后早期如发生眼内感染,应按眼内炎积极治疗。

(4)排斥反应:当宿主的免疫系统识别出植片中的异源性抗原时,即产生免疫反应,并将其摧毁,使植片失活、手术失败。其发生率约为 23%,但在年轻患者中较老年患者为高。角膜新生血管较多者,其发生率大于 50%。由于及时应用免疫抑制剂,可明显减轻病情,挽救植片使之存活,因而要早期诊断、早期治疗。排斥反应的诊断依据是,术后一直透明且无眼前节炎症的植片于 10 天后(如为再次角膜移植手术,排斥反应可提前)迅速发生眼前节的炎症,如睫状体充血、角膜水肿、角膜后壁沉着物增加及前房闪辉阳性等。植片多数在邻近血管新生处出现节段性炎症和浑浊,其临床分型如下。

1)上皮型:此型炎症反应较轻,充血不明显。其特点是出现一条微高起的界限清楚的弧形上皮排斥线,自植片周边开始向中央进展,排斥线用荧光素或玫瑰红染色可着染,是植片上皮被毁的表现,排斥线后面的上皮粗糙不平,是受体上皮移行修复的结果。此型对视力影响小,病程较短(数天至数周)。据统计发生率约为 10%,但多伴随有其他型排斥反应相继出现。

2)上皮下浸润型:在上皮下紧邻 Bowman 层处散在有灰白色浸润斑,直径为 0.2～0.5 mm,与流行性角膜结膜炎的表现近似,但无结膜炎症状,而且只限于供体植片上发生。可有轻度前房反应及虹膜炎表现,往往是更为严重的排斥反应(多为内皮型)的先兆。

3)内皮型:是排斥反应中较为严重的一种。患者可有眼红、疼痛和视力下降的主诉,前房有中度反应;角膜后壁沉着物可以弥漫散在,也可以呈链条状排列,出现在植片的内皮上,由周边向中央移行,称为内皮排斥线(也称 khoda-doust 线)。当内皮细胞被毁严重时,角膜实质层水肿、狄氏膜皱褶出现,角膜出现浑浊。如治疗及时,终止排斥反应,植片内皮尚能保留一定的功能储备时(内皮细胞密度至少应在 500 个/mm²),约有 12%患者的植片可以恢复透明。因此一旦出现排斥反应征象,应局部加强滴用糖皮质激素,如 1%泼尼松龙滴眼液,白天每小时 1 次。并可根据病情给予结膜下注射糖皮质激素、口服泼尼松龙 80 mg,

每天1次。1周后如病情有好转,全身激素可停用,局部滴药可减为每2小时1次。第3周后递减,至6个月时减至隔天滴用1次,再维持半年。对有糖尿病和消化性溃疡的患者应避免全身应用糖皮质激素。

其他的免疫抑制剂如1%～2%的环孢素A(cyclos porinA,CsA)滴眼液局部滴用每2小时1次,联合1%泼尼松龙滴眼液,病情严重者可口服CsA加泼尼松龙联合应用。他克莫司的免疫抑制特性与CsA类似,但效力更强,目前尚无商品化的滴眼液。对于高危角膜移植者,有文献报道在手术结束时前房内植入CsA药物缓释系统,可有效减少角膜移植术后排斥反应。

(5)大散光:光学性角膜移植术后,不仅要求植片存活透明,而且要达到提高视力的目的。穿透性角膜移植术后出现大散光的现象屡见不鲜。其原因如下。①供体角膜原有散光:如有条件术前用角膜镜映照供体角膜可进行筛选。②切割供体角膜方式:从完整眼球的角膜上皮侧钻取供体角膜片的方式,不如从角巩膜片的内皮侧冲切的角膜片边缘锐利、整齐、垂直,故以后一种切割方式为佳。③宿主固有的疾病,使其曲率或厚度不正常:如原有圆锥角膜或原有血管形成,使创口愈合的速度不一致。④受体钻切角膜片时的误差:由于眼压过低,开睑器或直肌牵引线压陷眼球,可将受体角膜钻成椭圆形。有时Fleiringa环未能均匀地缝在浅层巩膜上,也可以造成形状扭曲。⑤环钻时偏离光轴中心[供体和/或受体]。⑥供-受角膜不匹配。⑦缝合方式的影响:定位的4针中,第2针一定要与第1针呈一直线,否则植片扭曲。缝合的每针间距要尽量均一。有人认为单根连续缝合可减少术后散光。也有人主张采用间断缝合联合单连续缝合可早期拆除已愈合的间断缝线,减少散光。⑧手术中未使用手术角膜曲率计协助调整缝线的松紧程度。

防治术后大散光的方法除注意防范以上所提及的各种原因外,术后可在角膜地形图指导下,早期采用选择性拆线法进行矫正。为减少术后发生大散光,有人主张创口缝合方式用10-0尼龙缝线间断缝合12针,再同时以11-0尼龙缝线连续缝合12针。术后1个月开始,每2周1次将引起散光大于3D的较紧间断缝线拆除1或2针,此为选择性拆线法。虽然拆线较早,但连续缝线仍存在,既起闭合创口的作用,同时还起调整创缘、对合松紧适度的作用。

待全部缝线均已拆除后,观察1～3个月。若散光仍较大时,可行松解性角膜切开术或准分子激光角膜散光切削术治疗。

(二)板层角膜移植术

板层角膜移植术(lameller keratoplasty,LKP)是一种切取部分角膜厚度(板层、非穿透性)的角膜移植手术,必要时可以仅留下后弹力膜及内皮细胞层,称为深板层角膜移植。

1.手术适应证

患眼角膜内皮细胞功能正常而角膜病变位于实质层者适宜行 LKP,如角膜炎症、外伤或感染遗留的基质瘢痕;深基质层以前的角膜变性、营养不良等。

2.手术禁忌证

(1)粘连性角膜白斑。

(2)角膜有活动性炎症。

(3)角膜缘干细胞缺乏。

(4)有明显干眼者。

3.术前检查及准备

与 PKP 相同。

4.手术方法

由于分离病变角膜、制备制床时有可能过深,甚至穿入前房。因此,最好在做此手术时,按 PKP 准备好新鲜角膜,先做植床,后制备植片。

(1)术前准备和麻醉与 PKP 相同。

(2)先制备宿主植床:首先依据病变的大小选择合适的环钻,环钻的大小以能全部切除病灶为依据。以角膜中央为中心与眼球垂直环钻,钻切深度约0.3 mm,用角膜分离器和虹膜恢复器做板层分离,并切下病变角膜;若切除深度不够,可再进一步多次板层切除病变组织,直至将病灶全部切除。

(3)植片的制备:按照植床的形状与大小,在供体角膜上剖切比植床直径大0.5~1 mm 的深板层植片。用于板层移植的角膜材料不要求供体角膜内皮具有活性,所以经常使用干燥保存和甘油保存的角膜片。使用前需先将角膜片在含有广谱抗生素的生理盐水中灭菌复水半小时。角膜片复水后因水肿浑浊,剖切时应注意要有足够深度,以免缝合后植片脱水厚度不足。剖切角膜片时,有学者采用睑板腺囊肿夹协助完成。先用纱布包一约 2 cm 大小、约 1 cm 厚的硅海绵,将角膜片置于其上,用睑板腺囊肿夹将角膜片连同其下纱布包裹的硅海绵一同环形夹住,角膜片如同位于完整的眼球上一样,具有一定曲率和坚韧度,剖切时毫无困难。

(4)缝合:以 10-0 尼龙线对位缝合,可行连续缝合或间断缝合 16 针,线结应埋藏于受体侧植床。

(5)结膜下注射广谱抗生素和糖皮质激素。

（6）结膜囊内涂以消炎眼膏后加压包扎。

5.术后处理

术后眼部包扎48小时后换药,观察植片位置,透明程度,有无并发症。术后前2天可全身给予广谱抗生素和糖皮质激素,以预防感染和减轻炎症反应,术后第3天开始局部滴抗生素与糖皮质激素眼药,每天4次;0.5%CsA点眼,每天3次,术后3~6个月拆线。

6.并发症的预防

（1）制备植床时穿入前房:应以预防为主。一旦穿入且裂口很大时,应改为PKP。

（2）层间积血:术中彻底切除或灼烙封闭血管,缝合前充分冲洗,不使层间积血。

（3）术后双前房:由术中植床穿孔所致,穿孔小时,加压包扎可使假前房中液体逐渐吸收消失。观察1周后不见好转者,可再行PKP。

（三）深板层内皮角膜移植术

深板层内皮角膜移植术（deep lamellar endothelial keratoplasty,DLEK）是近年来开展的治疗大泡性角膜病变及角膜内皮营养不良等的一种新方法。该方法是切除受体角膜深层基质、后弹力层和角膜内皮,保留其前部角膜的术式。其优点是不影响角膜前部曲率,散光和屈光度仅有轻微改变,同时,DLEK移植的仅为少量的角膜基质及内皮,与常规的PKP相比,其植片的移植抗原量较少。因此,术后移植排斥的发生率相对较低。其缺点是操作较复杂,目前国内外文献报道的患者尚不多。

（四）角膜缘干细胞移植术

角膜缘干细胞的增殖和分化是角膜上皮细胞生生不息的源泉。角膜缘干细胞缺乏（limbal stem cell deficiency,LSCD）可导致角膜结膜化、角膜新生血管、持续性角膜溃疡及慢性眼表炎症,从而使视力严重受损。对于合并LSCD的严重眼表疾病,单行PKP或LKP效果往往较差。该类患者必须首先行角膜缘干细胞移植术。

治疗LSCD的常用方法有以下几种。

1.自体角膜缘干细胞移植

适用于单眼患病者。①消毒、麻醉同一般眼前节显微手术。②制备植床:清除患眼纤维血管翳组织。③于对侧健眼角膜缘上、下方各取一片2.5 mm×10 mm大小的植片(范围从透明角膜前 0.5 mm 至角膜缘后约 1 mm 的巩膜),板层部分尽可能使用薄的植片。④将健眼移植片对应缝合于植床上,用 10-0 尼龙线间断缝合角膜侧,8-0 可吸收线缝合巩膜侧。该方法的优点是自体取材,不存在排斥反应。缺点是如取材过大,可致健眼 LSCD。

2.同种异体角膜缘移植

适用于双眼恶病者。①消毒、麻醉同一般眼前节显微手术。②制备植床:清除患眼纤维血管翳组织。③从新鲜供体眼球上取带角膜缘上皮的植片 4～6 片,其宽度同自体移植取材。④缝合方法同自体角膜缘移植,应尽可能使移植片连成一环形,以阻挡新生血管的形成。

3.干细胞的培养和移植

近年来,有报道取约 1 mm^2 大小的自体角膜缘细胞培养于羊膜上,然后移植到患眼,成功修复了患眼角膜表面。也有学者将自体骨髓间充质干细胞培养于羊膜上成功治疗眼表疾病。但这些技术尚有一些问题没有解决,如移植的载体、培养细胞移植后的转归等。随着这些问题的解决,LSCD 的治疗将翻开新的篇章。

二、角膜屈光手术

角膜屈光手术是指在角膜上进行的手术,通过改变角膜表面的形态矫正眼的屈光不正,包括近视、远视和散光。依据手术方法的不同可分为以下几种。①角膜切开术包括放射状角膜切开术(radial keratotomy,RK)和散光性角膜切开术(astigmatic keratotomy,AK)。②板层角膜屈光成形术包括角膜磨镶术,角膜镜片术,表面角膜镜片术,自动或手动板层角膜成形术,角膜基质内环植入术,角膜内镜片植入术。③激光角膜屈光术包括准分子激光屈光性角膜切削术(photore fractive keratectomy,PRK)、准分子激光原位角膜磨镶术(laser in situ of keratomileusis,LASIK)、准分子激光上皮下角膜磨镶术(laser epithelial kera-tomileusis,LASEK)、Epi-LASIK 及激光角膜热成形术。

(一)RK 及 AK

此种手术是采用从角膜光学区外自上皮面切开角膜,使中央角膜变平以减轻近视度数的手术方法。自 20 世纪 70 年代初期俄罗斯医师 Fyodorov 改良了日本 Sato 的术式后,由于方法简便,设备投入少,费用低,很快在全世界范围内普遍地开展起来。手术矫正量取决于光学区的大小、切口的数量和深度。其主要的并发症有角膜穿孔、屈光欠矫或过矫、视力波动、眩光和角膜伤口愈合延迟,眼内炎、外伤性白内障和角膜内皮细胞减少也有报道。近年来,随着准分子激光角膜屈光手术的广泛开展及其所显示的优势,RK 在世界范围内的应用已明显减少,少数地区仍在应用该技术。其适应证为:年龄＞18 岁,已停戴角膜接触镜 1 个月以上,近视度数－4.00～－2.00 D;手术参数:光学区直径 3～4 mm;切口深度:光学区边缘的 90%;切开条数:4～8 条。

尽管 RK 有逐渐被淘汰的趋势,但 AK 仍广泛应用于临床。该方法通过切开较陡子午线的角膜而达到矫正角膜散光的目的。适应证:穿透性角膜移植术后散光、白内障摘除术后的角膜散光及其他原因所致的角膜散光。术前先确定角膜的散光轴向、度数及角膜厚度,术中按散光轴及散光度数的大小选择适当部位、光学区大小、切开长度及切开方式。切开方式有:①直线形或弧形角膜切开。②间断横行切开。③Ruiz 梯形切开。切开深度为 85% 角膜厚度。AR 矫正角膜散光有限,目前角膜大散光多采用准分子激光角膜屈光术矫正。

(二)PRK

准分子激光的二聚体被激活后所产生的高光子能量(6.4 eV)高于角膜组织中肽链与碳酸分子间的维持能量(3.4 eV),能将角膜组织的分子键打断而产生光化学分解作用。波长为 193 nm 的氟化氩(ArF)准分子激光。其特性为光子能量大、波长极短,为紫外光,此激光对组织的穿透能力极弱,仅被组织表面吸收,每一脉冲可切削 0.25 μm 厚度的角膜组织,对周围组织无损伤或损伤极微,且无热效应。

PRK 矫正屈光不正的原理为应用准分子激光切削角膜中央前表面,即去除角膜的前弹力层和浅层基质,使角膜中央变平矫正近视或变陡矫正远视。

1.手术适应证

年龄＞18 岁,屈光度＜－6.00 D,且稳定 2 年以上,矫正视力＞0.5。

2.手术禁忌证

圆锥角膜,严重的干眼,病毒性角膜炎活动期,青光眼及虹膜睫状体炎等。

3.术前检查

(1)视力:需检查裸眼视力及矫正视力。

(2)屈光状态:需进行散瞳验光及显然验光。

(3)眼前节及眼底检查。

(4)测量眼压。

(5)角膜特殊检查包括用超声测厚仪测量角膜不同部位的厚度;角膜地形图检查,排除早期圆锥角膜;角膜内皮镜检查,了解角膜内皮细胞的情况。

（6）用 A 型超声测定眼轴长。

（7）有条件者测量视觉对比敏感度和波阵面像差。

（8）泪液分泌试验或泪膜破裂时间测定，排出干眼的可能性。

术前滴抗生素滴眼液 3 天，每天 3 次或每小时 1 次，共 8 次，术前预防性应用人工泪液等润滑剂以减轻术后干眼症状。

4.手术方法

术前应向患者说明手术过程，使其充分理解，积极配合。

（1）常规洗眼消毒、铺巾。

（2）局部滴表面麻醉剂 2～3 次，必要时术前 5 分钟滴一次非甾体抗炎药止痛，滴缩血管药以减轻充血。

（3）在切削直径范围内去上皮，用机械、激光或化学法去上皮。

（4）嘱患者注视机内的同光轴闪烁光源。此时，角膜中心与激光束轴线呈垂直状，保持眼球固定。

（5）激光切削：激光切削前应再次核对治疗参数，并尽快完成切削过程，以免角膜过分干燥影响治疗效果。

（6）切削完毕，结膜囊涂以抗生素眼膏，眼垫包扎术眼或戴抛弃型角膜接触镜。

5.术后处理

（1）术后因角膜上皮缺损，患者有疼痛感，给予镇痛或镇静剂以减轻症状。

（2）术后前 3 天内每天复查，观察上皮愈合情况、有无感染迹象等。

（3）抗生素滴用到局部上皮愈合后停用。

（4）角膜上皮愈合后，局部开始滴糖皮质激素滴眼液，以减轻局部炎症反应，有利于胶原纤维的重塑。术后常规使用糖皮质激素滴眼液 4 个月，术后第 1 个月，每天 4 次，第 2 个月，每天 3 次，第 3 个月，每天 2 次，第 4 个月每天 2 次。长期应用糖皮质激素滴眼液，应密切观察眼压的变化，避免青光眼的漏诊。

（5）定期追踪观察，术后前 3 天、术后 1 周、1 个月、3 个月、6 个月、1 年和 2 年观察患者的视力、屈光状态、眼压、眼前节及眼底。注意角膜的透明性、光滑性、角膜前表面的曲率、角膜地形图的变化、角膜内皮细胞的改变等。

6.手术并发症

（1）角膜雾状浑浊：在角膜被切削后的创口修复过程中有上皮下成纤维细胞增生及胶原纤维重塑现象。临床上有程度不一的发生，Fantes 在裂隙灯显微镜下观察将其分为 6 级，轻度 Haze 对视力影响不大，重度 Haze 是造成屈光回退和影响视力的重要原因。治疗可采用糖皮质激素以减轻基质浑浊和减少上皮下新的胶原层的厚度。有学者报道,用新鲜羊膜覆盖可减轻 Haze 形成。

(2)青光眼:部分患者在长期滴用糖皮质激素后可发生激素性青光眼,应予重视,可改用非甾体类抗炎滴眼液。

(3)最佳矫正视力下降:多因激光切削时偏离中心出现散光或出现"中心岛"所致。

(4)其他并发症:屈光欠矫或过矫、屈光状态不稳定、屈光回退、散光增加、眩光及视觉质量下降等。

(三)LASIK

LASIK 是在 PRK 基础上发展、用以矫正屈光不正的一种方法。迄今为止,LASIK 仍是全世界矫正屈光不正的主流术式。其特点是利用微型角膜刀制作一直径 8.5～9.0 mm、厚度 130～160 μm 的角膜瓣,然后用准分子激光切削角膜中央区使之变平,从而达到矫正近视的目的,或切削角膜旁中央使之变陡而矫正远视,激光切削结束后将角膜瓣复位。

1.手术适应证

手术适应证比 PRK 广,适用于 $-1.00 \sim -14.00$ D 的近视,6 D 以内的散光及 6 D 以内的远视。术前检查同 PRK,角膜厚度薄于 450 μm 或屈光度数过高者不宜行此手术。

LASIK 因矫正屈光度数大,表面上皮细胞及 Bowman 层未受损,保持良好的角膜结构完整性,患者术后无疼痛,伤口愈合快,也不出现 Haze。因此,是患者和医师首选的术式。

2.术前检查及术前准备

同 PRK。

3.手术方法

(1)常规洗眼消毒、铺巾。

(2)局部滴表面麻醉剂 2～3 次,必要时术前 5 分钟滴一次非甾体抗炎药止痛,滴缩血管药以减轻充血。

(3)制作角膜瓣:其蒂部可位于鼻侧或上方。

(4)激光切削:切削前再次核对治疗参数。

(5)角膜瓣复位。

4.术后处理

术后用广谱抗生素滴眼液每天 3～4 次,共 1 周,常规使用糖皮质激素滴眼液1个月,术后第1周,每天4次,第2周,每天3次,第3周,每天2次,第4周每天1次。近年来,逐步认识到LASIK术后干眼症的发生率较高,因此,术后应使用人工泪液3~6个月,术后定期观察同PRK。

5.手术并发症

角膜瓣制作引起的并发症,包括游离角膜瓣、角膜瓣不全、角膜瓣纽扣、皱褶、角膜上皮植入、弥漫性板层角膜炎等,也可有同PRK相同的并发症,如过矫、欠矫、夜间眩光、不规则散光、单眼复视、最佳矫正视力下降、对比敏感度下降和感染等。如果残留的角膜基质厚度不足250 μm,术后可发生角膜扩张及继发性圆锥角膜。

(四)LASEK

由意大利医师Camellin于1999年首先提出并命名。基本原理是通过酒精软化角膜上皮,使角膜上皮的基底细胞与角膜Bowman膜分离,将上皮瓣翻转,常规PRK后再将上皮瓣复位。该术式仅在角膜表面切削,并保留了角膜上皮。因此,更适用于角膜薄的近视眼、小睑裂,不适用于负压吸引环者、角膜严重新生血管化及长期配戴角膜接触镜的患者。

手术方法:先常规表面麻醉,然后用微角膜环钻制作一直径8 mm、深60~70 μm的预切口,12点处预留80°~100°的缺口,使之形成上皮瓣的蒂部。再将特制的用于盛放酒精的圆锥置于角膜上,将新鲜配制的20%酒精注入酒精圆锥中,停留30~40秒,吸干酒精后,用平衡盐液彻底冲洗,用特制铲形上皮刮刀轻轻分离上皮瓣,边分离边将其卷起折叠到12:00处,接着行PRK治疗。激光切削后,将角膜上皮瓣复位,等待约1分钟后常规戴软性角膜接触镜3~4天。

LASEK的主要缺点是手术过程较复杂,术后仍有眼痛,且视力恢复较LASIK慢,约需1周。部分患者可出现Haze,尤其是高度近视者更易发生。

(五)Epi-LASIK

由医师Ioannis Pallikaris首先提出,第1例手术于2003年在希腊进行。Epi-LASIK实际上是LASEK的一种特殊形式。其方法是用类似角膜板层刀的装置将角膜上皮从Bowman层分离,形成一上皮瓣,然后进行激光切削,再将上皮瓣复位及戴上角膜接触镜。有研究显示术后24小时,Epi-LASIK的角膜前基质完整,角膜细胞活性正常,而在LASEK,酒精可使角膜前基质细胞死亡。

Epi-LASIK应用于临床的时间不长,尚需进一步临床观察和研究。

(六)其他

近几年还开展了针对特殊患者的波阵面像差引导的LASIK和角膜地形图

引导的 LASIK。虽然角膜屈光手术的方式有多种，目前最主流的术式仍为 LASIK。

三、羊膜手术

自 1995 年 Kim 和 Tseng 首次报道用经过处理和保存的羊膜移植治疗眼表疾病获得成功以来，羊膜手术在眼表重建中得到了广泛的应用。

(一)羊膜的特性

羊膜由上皮层、基膜层、致密层、成纤维细胞层和海绵层组成，羊膜透明，无血管、神经和淋巴管，其基膜厚 0.02～0.05 mm，与结膜和角膜的基膜一样都含有胶原纤维Ⅳ、Ⅴ、Ⅶ、纤维连接蛋白和层粘连蛋白。羊膜上皮细胞不表达 HLA-A、HLA-B、HLA-C 和 DR 抗原。因此，其抗原性极低，几乎不发生排斥反应。此外，羊膜还具有减轻炎症、减少新生血管生成和纤维增殖的生物学特点。

(二)羊膜的取材与保存

取无传染性疾病、顺产或剖宫产的新鲜胎盘，无菌剥离羊膜，用生理盐水冲洗表面血迹，用含 50 μg/mL 青霉素、50 μg/mL 链霉素、100 μg/mL 新霉素和 2.5 μg/mL 两性霉素 B 的抗生素生理盐水浸泡 5～10 分钟，分离羊膜，上皮面向上黏附于硝酸纤维素纸上，置于 DMEM 培养基的纯甘油(1∶1)混合，−4 ℃保存 1 个月，−18 ℃保存 1 年，−80 ℃长期保存。

(三)手术分类

(1)羊膜移植：羊膜应比缺损区稍大，上皮面向上，羊膜作为基膜促使上皮生长其上。

(2)羊膜覆盖术：羊膜覆盖全角膜、角膜缘和部分巩膜，羊膜作为生物接触镜，上皮面的方向不重要。

(3)羊膜填充术：用于深基质溃疡的修复，以多层羊膜填充溃疡区，最表层羊膜应上皮面向上。

(四)手术适应证

(1)非感染性、持续性角膜上皮缺损或溃疡。

(2)急性眼表烧伤。

(3)复发性翼状胬肉。

(4)睑球粘连。

(5)大泡性角膜病变。

(6)结膜大面积肿物切除后创面的修复等。

(五)禁忌证

(1)感染尚未控制的角膜溃疡。

(2)眼表面已无泪膜、合并睑球粘连的重症干燥性角结膜炎。

(六)手术方法和术后处理

首先要清除病灶,将保存羊膜解冻,并在生理盐水中漂洗备用。缝合羊膜原则:紧贴创面,无皱褶,羊膜下无积液或积血,手术结束后应加压包扎3天,局部应用抗生素和润滑剂,眼表上皮化后可加用糖皮质激素以减轻炎症反应。

第二节　虹膜根部离断复位术

一、概述

(一)基本原理

虹膜表面凹凸不平,各部分组织厚薄也不一样,最薄处位于虹膜根部,即虹膜从睫状体前缘中部的起点处,此处可以薄到只有一层色素上皮。

当眼球挫伤受压,角巩膜环扩大,虹膜因睫状肌收缩被拉伸变薄,眼前节压力通过房水使虹膜根部后退,而此处背部又缺少晶状体支持,前房内的压力就向房角扩散,以致虹膜根部发生离断,同时可合并晶状体脱位、房角损伤后退,以及睫状体脱离。离断的长度与直接受作用力的大小和方向有关。作用力位于角膜时,容易产生虹膜根部离断。内眼手术所致的医源性损伤则多见于白内障手术中扩大角巩膜切口时不慎损伤虹膜根部使其离断。穿孔性眼外伤可直接刺穿根部虹膜使其离断。

(二)临床表现

虹膜根部离断范围、大小不定,也可同时数处离断,甚至整个虹膜根部全部离断,形成外伤性无虹膜。同时可合并其他眼部症状,如前房积血、外伤性白内障、睫状体脱离、继发青光眼、玻璃体浑浊、视网膜脱离及眶壁骨折等。

(三)眼部检查

应用裂隙灯显微镜可以清晰地观察到虹膜及虹膜结构是否完整。若同时合并前房积血、角膜水肿等屈光间质欠清晰的情况,则无法观察到有无虹膜根部离断的存在及其他并发症,如房角后退、晶状体不全脱位等。小的离断裂缝,需在房角镜下检查才能看见,虹膜周边呈现一个新月形黑色裂隙,通过断裂处能看到晶状体周边部和睫状突,甚至有玻璃体疝出。大的裂隙用一般斜照法即可看到周边部的黑色空隙。眼部超声活体显微镜检查可以探查到虹膜与睫状体、巩膜突之间的位置关系发生改变。一般表现为虹膜与巩膜突、睫状体完全分离,而睫状体与巩膜则完全粘连在一起。离断的虹膜由于有晶状体的支撑,仍保持正常形态。如果为完全的虹膜缺失,眼部超声活体显微镜检查在整个前房内均无法探查到虹膜回声,仅见类三角形的睫状体与巩膜相贴。部分患者由于钝挫伤的原因,可以同时合并晶状体不全和/或完全脱位、睫状体脱离等。眼部超声活体显微镜通过高频超声获取图像,在角膜浑浊和前房积血的情况下,也能够了解虹膜及其后的病理学变化。如虹膜根部离断范围大,需早一些处理前房积血,及早手术将离断区修复,以免时间久后虹膜萎缩。另外,需要做前房穿刺时,根据眼部超声活体显微镜提示,可以避开虹膜根部离断区,以避免损伤晶状体。

(四)治疗时机

(1)若离断范围小,位于12:00~1:00位附近,且被上睑所遮挡,不影响视力,则无须手术处理。若离断范围略大,未出现双瞳,且患者视力不受影响,晶状体无明显浑浊,也无其他不适反应,可观察治疗。

(2)外伤后初期均有不同程度的虹膜睫状体炎,并多伴有前房积血及玻璃体积血。应积极应用类固醇皮质激素、止血及促进吸收的药物治疗。观察1周左右,同时注意眼压情况。前房积血超过7天,伴有眼压升高时,可行前房冲洗术,以防止角膜血染形成。

(3)若保守治疗时间过长(大于1个月),受损的虹膜将失去弹性,并与晶状体、虹膜或角膜发生粘连,给手术增加难度并影响手术预后,使虹膜不易复位。

(4)一般在伤后2~3周手术为宜。此时眼内出血吸收,炎症反应控制并稳定,在查明损伤情况后可考虑手术治疗。若过早手术,前房内尚有出血及炎症反应,不宜查明损伤情况,易形成新的出血,而且术后反应较重,影响手术预后。

二、手术治疗

(一)手术适应证

(1)虹膜离断范围>1/4象限,遮挡视野者。

（2）伴有双瞳、单眼复视。

（3）畏光及影响外观者。

（4）同时伴有多种眼部损伤者，可考虑多种手术的联合治疗。如联合行白内障摘除或人工晶状体植入、小梁切除、睫状体复位、玻璃体切除及视网膜脱离复位术等。

（二）术前准备

（1）伤后应卧床休息1～2周，待前房积血吸收，便于检查损伤情况。

（2）裂隙灯显微镜、房角镜、眼部超声活体显微镜及B超/彩超等检查，查明虹膜根部离断及眼底情况，以便设计手术方案。

（3）术前结膜囊内滴入抗生素及类固醇皮质激素溶液，预防感染，控制炎症。

（4）根据患者病情，使用缩瞳或散瞳剂。如保留清亮晶状体、联合睫状体复位、小梁切除时使用缩瞳剂。联合白内障、玻璃体切除、视网膜脱离手术时使用散瞳剂。

（5）术前伴有继发性青光眼，眼压升高者，术前积极控制眼压，必要时术前1小时静脉滴注20％甘露醇250～500 mL。

（三）手术方法

1.虹膜间断缝合法

（1）晶状体清亮者术前使用2％毛果芸香碱缩瞳，缩至1 mm大小为宜。

（2）球后麻醉及眶上神经阻滞麻醉。

（3）在虹膜根部离断对侧角膜缘穿刺入前房，注入黏弹剂。将虹膜推向离断处角膜缘。

（4）于虹膜离断部位角膜缘做以穹隆为基底的结膜瓣，角膜缘后1 mm相应处做1/2巩膜厚度的巩膜瓣。45°夹角斜行穿刺入前房，用眼内膜镊夹住少许虹膜根部，10-0聚丙烯缝线进针约0.5 mm，再将缝线自巩膜缘切口后唇由内向外出针于巩膜层间，恢复虹膜至眼内，结扎缝线。10-0尼龙线闭合巩膜瓣切口。

（5）根据虹膜离断大小，增加缝针数目，直至瞳孔复圆为止。

（6）前房穿刺口进入注吸针头，吸出前房内黏弹剂。

（7）间断缝合球结膜，结膜下注射地塞米松2 mg，妥布霉素2万U。

2.双直针直接缝合法

（1）在虹膜根部离断部位，以穹隆部为基底，沿角巩膜缘剪开球结膜，距离角膜缘1 mm做2 mm×2 mm的三角形板层巩膜瓣。

(2)15°夹角前房穿刺刀在虹膜根部离断部位的对侧角巩膜缘处做一穿刺口,前房内注入黏弹剂,将离断的虹膜推向房角并展平。

(3)应用两端带有双直针的 10-0 聚丙烯线,一针沿穿刺口进入前房,行走于角膜与虹膜间或虹膜与晶状体间,距离断虹膜根部 0.5～1 mm 处进针,于相应的三角形巩膜瓣部位的角膜缘后 1 mm 出针。另一直针重复上述操作,两针相距 2 mm,两根缝线打结,线结埋藏于巩膜瓣下。

(4)根据虹膜根部离断范围的大小,可重复上述操作。每组针间隔 1～1.5 个钟点的距离,以虹膜复位、瞳孔复圆为度。

3.单针连续褥式缝合法

(1)于虹膜离断侧做以穹隆部为基底的结膜瓣,暴露角巩膜缘。

(2)于虹膜根部离断中心点对侧的角膜缘内 1 mm 处做可进入 TB 针头的全层角膜切口,前房注入黏弹剂。在离断处注入黏弹剂将虹膜根部轻微翘起,便于针头穿过。

(3)将 10-0 聚丙烯线或 10-0 尼龙线穿入 TB 针内约 3 cm,暴露两侧线头,经角膜缘内切口进入前房,距离断虹膜根部 0.5～1 mm 处穿入,自角巩膜缘后 0.5 mm 处穿出,将缝线一头取出约 3 cm,针头退回前房,尖部达虹膜离断处外移 2 mm,穿过虹膜离断缘后,轻度翘起,自角巩膜缘穿出,牵拉尼龙线。如离断范围较小,则退出针头,打结即可修复离断。如离断范围较大,则在带线状态下,针头如上述方法多次进出前房。每次均穿过虹膜离断缘,间距在 2 mm 左右,在巩膜与前房内形成 W 或 WV 形走线。

(4)剪断巩膜表面缝线,形成 2 个或 3 个 V 形线段分别打结,即形成间断褥式缝合离断虹膜 2 或 3 针,完成对虹膜根部离断的修复。

(5)针头退出后,扩大角膜切口至 1 mm,使用注吸针头清除前房内黏弹剂。

(四)术后处理

(1)结膜下注射抗生素、类固醇皮质激素及抗生素预防感染及抗感染治疗。

(2)滴用扩瞳剂放松睫状肌。

(3)口服止血药物。

(4)观察眼压,对症处理。

(5)术后 6 天拆除结膜缝线。

(五)术中注意要点

(1)从虹膜离断相应部位的切口进入前房时,操作应十分小心,不要损伤晶状体或晶状体悬韧带,以免导致医源性白内障或玻璃体脱出。

(2)结膜瓣要大,能遮盖住角膜缘切口及角巩膜缝线,结膜瓣的缝线应当固定在巩膜的浅层,以免滑脱及移位,达不到遮盖的目的。

(3)钩出虹膜离断边缘时,不要将虹膜过分牵拉,造成瞳孔变形或撕裂。

(4)缝针穿出虹膜时,针尖向上,以免损伤晶状体。

(5)术中合理使用黏弹剂,可压迫玻璃体使之回纳玻璃体腔内,同时创造手术空间并可使离断的虹膜根部按术者的意愿翻卷,便于术中操作。

(六)主要并发症

1.玻璃体脱出

较大的虹膜根部离断,可能合并有晶状体悬韧带损伤及玻璃体前界膜损伤,玻璃体可以疝入离断区进入前房。手术时,必须设法防止其加重。如缝合完毕,仍有少量玻璃体脱出时,可剪断玻璃体,生理盐水冲洗,一般可以复位;如果在切口处,有脱出的玻璃体形成的小球,可用虹膜剪平行于巩膜面剪除或用三角海绵蘸着,轻轻上提剪除之。

2.医源性白内障

易于出现在夹或钩住虹膜离断端时,误伤晶状体所致。可改用鸭嘴平镊,先是闭着伸入,到达断端时,再张口进入约 1 mm,夹住虹膜,这样可以避免晶状体损伤。前房内注入黏弹剂,加深前房,也可防止白内障的发生。

3.前房积血

损伤虹膜根部虹膜动脉大环或其分支引起,小的前房积血约 3 天即可吸收。

第三节 青光眼虹膜手术

一、周边虹膜切除术

周边虹膜切除术对眼球的损害较轻,手术并发症较滤过性手术少,而且又能基本保持眼球原来的正常房水排出生理功能。因此,对条件适合的瞳孔阻滞性闭角型青光眼是较为理想的一种手术方式。在有激光治疗条件的医院,激光周边虹膜切除术应作为首选方式。

(一)手术原理

周边虹膜切除的目的是在虹膜的周边部,通过手术或激光切除一个小口,使后房水直接通过这个切除口流进前房,从而达到解除因瞳孔阻滞导致的周边虹膜向前隆起阻塞前房角,使原来前房角的排水途径恢复畅通的目的。

(二)手术适应证

1.原发性瞳孔阻滞性闭角型青光眼

(1)原发性急性闭角型青光眼经药物治疗后,眼压恢复正常(停药或用药下),前房角重新开放,或少数的未经用药物治疗患者,眼压自行下降至正常水平,前房角重新开放,或存留的前房角粘连闭合少于1/2圆周的患眼。

(2)一只眼曾发生原发性急性闭角型青光眼,对侧眼又具有浅前房和房角窄者。

(3)原发性慢性闭角型青光眼的临床前期、早期,或前房角粘连闭合范围少于1/2圆周,但杯盘比值、视野及房水流畅系数均正常者。

(4)存在发生原发性闭角型青光眼的高危易感解剖因素——浅前房及前房角窄角Ⅱ度以上并有青光眼家族史或中央前房轴深1.5～1.6 mm,且又没有条件定期随访观察者。

2.原发性非瞳孔阻滞性闭角型青光眼

即虹膜高褶型青光眼其房角粘连闭合少于1/2圆周、杯盘比值、视野及房水流畅系数均正常者。这类型青光眼,可先做周边虹膜切除,术后再滴低浓度的毛果芸香碱缩瞳滴眼液。

3.继发性瞳孔阻滞性青光眼

(1)晶状体不完全脱位导致的瞳孔阻滞性青光眼,但又暂时不需要做晶状体摘出者。

(2)白内障囊内摘出手术后的无晶状体眼,由于玻璃体前界膜前移,造成瞳孔阻滞及眼压升高者。

(3)慢性葡萄膜炎所致的虹膜与晶状体或玻璃体粘连,瞳孔闭锁,虹膜膨隆,眼压升高者。

(4)其他周边虹膜切除可作为各种类型的滤过性手术或白内障囊内摘出手术的组成部分。

(三)术前准备

1.术前用药

(1)降低眼压药物的应用:手术前应尽量将眼压控制到正常的水平。对原发性急性闭角型青光眼,眼压较高者,可联合应用高渗脱水剂、碳酸酐酶抑制剂、β受体阻滞剂及毛果芸香碱等药物。

(2)抗感染药物的应用:加强眼部抗感染的治疗,以便减轻术后的炎症反应。术前2天开始滴类固醇皮质激素滴眼液。

(3)缩瞳药物的应用:术前滴1%～2%的毛果芸香碱滴眼液,将瞳孔缩小,以利于术中做周边虹膜切除时能更好地控制虹膜切除的位置及其大小和术中使虹膜容易复位。

(4)抗生素药物的应用:术前48小时开始滴广谱抗生素滴眼液,如氯霉素或新霉素滴眼液预防术后眼内感染的发生。

2.术前解释工作

(1)要使患者了解到这种手术相对比较安全,手术时间短,痛苦少,使其减少对手术的恐惧心理,更好地配合手术。

(2)要让患者知道,手术的目的只是防止或消除引起房角闭合的瞳孔阻滞因素,不能阻止瞳孔阻滞以外的其他机制所引起的房角闭合或眼压升高,如高褶虹膜综合征或混合性青光眼。因此,部分患者术后仍有发生眼压升高的可能,应继续定期复诊。

(四)手术方法

(1)麻醉原则上采用球后麻醉或球周麻醉,但也有采用眼球筋膜囊下麻醉及表面麻醉等方法。除个别过于紧张的患者外,一般不做眼轮匝肌麻醉。麻醉药物中不宜加入肾上腺素,防止术中瞳孔散大而影响对周边虹膜切除区大小的控制。

(2)开睑及固定眼球开睑器开睑或缝线开睑均可,并用4-0的黑丝线做上直肌牵引缝线固定眼球。

(3)结膜瓣的制作:在5倍手术显微镜下,于颞上方或鼻上方位置,做以角膜缘为基底或以穹隆部为基底的小结膜瓣,宽约5 mm,切口一般在12:00方位的鼻侧或颞侧位置,以便日后若再做小梁切除滤过性手术时,留下一个没有瘢痕的正常结膜区域。以穹隆部为基底的结膜瓣具有角膜缘标志暴露清楚,结膜伤口可烧灼闭合而无须缝合和操作简便等优点,故为大多数手术医师所采用。

(4)角膜缘切口:在10倍手术显微镜下,于角膜缘后界稍前处(角膜缘后界前0.5 mm处),用钻石刀或尖的剃须刀片,做与角膜缘平行并垂直于眼球壁的长3 mm深达3/4角巩膜厚度的切口。用镊子将角膜一侧的板层切口夹住,且向外翻提起,使原切口分开及让周边的虹膜组织与角膜背离开(也有人使用切口预置缝线代替镊子），避免切开前房时，刀尖刺穿虹膜，引起虹膜脱出困难，然后再切穿余下深层的1/4角巩膜组织进入前房。若内切口过小，则不利于虹膜脱出。此时，应将刀刃翻转伸入前房，以向上剐切的方法扩大切口，使内、外切口基本一致。角膜缘切口位置准确与否十分重要。切口过于偏后，容易损伤虹膜根部或睫状体，引起出血；切口过于向前倾斜，则使虹膜脱出困难和虹膜切除区域偏向中幅而不是在周边部。值得注意的是，一旦切开前房后，操作应格外轻巧迅速，不要对眼球施加不必要的压力，防止房水过早流失，眼球变软，影响虹膜周边部脱出。

（5）虹膜切除在10倍的手术显微镜下进行操作，由于前房和后房之间存在着一定的压力差，所以切开前房后周边虹膜一般容易自行脱出。如果切开前房后周边部虹膜不能自行脱出，可用虹膜恢复器慢慢轻压切口后唇，绝大部分患者的周边部虹膜均可自行脱出。若极少数患者周边部虹膜脱出确实有困难时，就要仔细寻找原因，并做出相应的处理，以促进周边部虹膜顺利地脱出。经过各种相应的处理，周边部虹膜最终仍不能自行脱出者，则将原切口扩大，用光滑无齿的显微镊子夹住已嵌于切口内的周边虹膜，并拉出切口外。应避免将器械伸入前房；拉虹膜时，不可用力过大，防止造成根部断离及出血。

剪除脱出虹膜时，用显微镊子稍靠前抓住虹膜并将它向后上方提起。如果切口偏前（靠近透明角膜切口），则镊子稍靠后抓住虹膜并且稍向前上方提起。当向上提起适量的虹膜组织并准备剪除之前，应认真地通过透明角膜观察瞳孔缘上移的变化及上方虹膜存留的宽度，以便保证所剪除的虹膜位置恰好位于基底部，从而避免因为剪除过多虹膜而引起双瞳孔。若虹膜组织上提后，瞳孔缘轻度上移并且存留较宽的虹膜，这就提示脱出的虹膜为周边部虹膜。相反，瞳孔显著上移，甚至看不见中幅部虹膜，表明虹膜脱出太多。一经确定所要剪除的虹膜组织位置和大小均适合后，就将该虹膜组织置于虹膜剪刀或显微剪两叶交叉的中点处。剪除虹膜时，虹膜剪刀应平行并紧贴角膜切口，切除的范围应是2～2.5 mm大小的等腰宽底三角形为最适合。如果剪除时虹膜组织远离虹膜剪两叶交叉的中点而靠近剪刀的刀尖处，则虹膜组织容易滑脱，致使切口参差不齐。

剪下来的虹膜组织应常规放在纱布上检查。如果未见有特别黑的色素上皮层，或通过同轴光源手术显微镜的后透照法检查没有发现虹膜剪除区出现视网膜红光反射，表示虹膜组织没有全层剪穿，有色素上皮层残留，可在其他部位重新作切口，另做周边虹膜切除；也可以留待术后采用激光将虹膜残留的色素上皮层击穿。

(6)整复虹膜:虹膜切除后如果不能自行复位,可用虹膜回复器,从切口前方的角膜表面向瞳孔方向轻柔按摩,直至瞳孔恢复到正常圆的状态及虹膜周边切除口出现;也可以用细而钝的冲洗针头恰好放在切口内侧边缘上(绝对不能伸入前房或位于周切口区域),将平衡盐液缓慢冲洗,促使瞳孔回到正常位置;或用冲洗针头或斜视钩的弯曲部压在切口表面,使切口的内缘张开,嵌顿的虹膜组织松脱,再用该钩的圆头端在角膜表面向瞳孔方向按摩。

(7)切口缝合:用 10-0 的尼龙线间断缝合角膜缘切口一针,进针深度为切口的 3/4 厚度;然后拉紧和结扎缝线,并将线结埋藏于组织中。在结扎缝线时,松紧度应适合,过松会造成切口漏水。反之,过紧的结扎会造成散光,引起术后的视力下降。以角膜缘为基底的结膜瓣可用 7-0 丝线连续缝合球结膜;穹隆为基底的结膜瓣用 8-0 可吸收缝线缝合球结膜或直接用球结膜烧灼闭合法,但结膜必须覆盖住角膜缘切口。

(8)周边虹膜切除术的改良:其形式是经透明角膜作切口,即在角膜缘前界之前约 1 mm(相当于角膜缘血管网前缘)处,采用钻石刀或显微刀切开前房。其手术步骤与有结膜瓣的角膜缘切口的操作方法相似。这种改良形式必须做预置缝线,否则虹膜脱出将发生困难。经透明角膜做切口的周边虹膜切除术,其优点是没有损伤球结膜,这有利于日后若做滤过性手术时,滤过泡没有受到结膜瘢痕组织影响。但不足之处是:由于切口过于偏前,容易造成虹膜自行脱出困难。

(五)术后处理

手术结束后,在 6:00 方位球结膜下或球周注射妥布霉素 2 万 U 加地塞米松 2 mg,用抗生素眼药膏包眼和加保护罩。不需要限制患者正常的活动。术后第 1 天检查,如果虹膜切除口通畅,周边前房加深,眼压正常者,可酌情滴去氧肾上腺素或托吡卡胺等作用时间较短的散瞳滴眼液,以便防止虹膜后粘连,同时也可以作为检验是否存在高褶虹膜综合征的一种激发试验;并用抗生素-类固醇皮质激素滴眼液持续每天 4 次,滴眼约 2 周。术后应经常定期追踪观察眼压变化,特别是对术前已有部分房角粘连的原发性慢性闭角型青光眼或手术后周边前房没有明显加深、房角没有增宽眼更应注意。因为许多作者发现少数患者,周边虹膜切除术后房角仍有继续发生粘连及眼压进一步升高的可能。这种情况通常见于具有混合发病机制的原发性慢性闭角型青光眼。术后如果需要行房角检查,最佳时间为术后第 2 周。

(六)手术并发症及处理

1.术中并发症

(1)前房积血:造成这种情况的原因多见于做角膜缘切开时切口偏后损伤了睫状体;虹膜不能自行脱出,用镊子伸入切口内抓拉虹膜时撕裂虹膜根部;或虹膜有新生血管形成等情况。前房内少量积血不必做特殊处理,多数几天内能自行吸收。极少数积血较多者,应做前房冲洗,以免发生继发性眼压升高和炎症反应加重。对虹膜有新生血管形成者,可用有绝缘及能电凝止血的虹膜剪刀剪除虹膜,从而达到预防出血的目的。

(2)虹膜脱出困难常见有以下 6 种原因。

1)眼压过低:由于术前用降眼压的药物或术中对眼球的过度的加压按摩或切开前房后房水过早流失等造成眼压过低及眼球变软。处理的方法是用镊子抓住切口的后唇并向后下方加压使创口哆开,或借助切口上的预置缝线张开切口,同时用虹膜镊子直接夹出卡在切口内缘上的虹膜组织,但要轻巧并严格控制进入深度。

2)切口位置选择不适当:切口偏后则靠近睫状体。这种切口位置不但造成周边虹膜脱出困难,还容易引起出血。如果遇到这种情况,应该在切口两侧边缘向前扩大内切口,用光滑无齿显微镊子抓住并拉出嵌入创口内的周边虹膜组织予以切除。切口位置若过于偏前,则在前房切开后,房水就先缓慢地流出而造成周边虹膜难以脱出。处理方法是借助预置缝线,使切口哆开,再将嵌于切口中的虹膜拉出切口外切除。

3)切口过小:凡是切口的内口小于 2.5 mm,都会造成虹膜脱出困难。此时可用刀片将切口两端扩大至 3 mm。

4)切穿虹膜:做切口时虹膜被穿破后,后房水直接从破口流入前房,使前后房压力差下降或消失,后房没有足够压力推动虹膜脱出。处理的办法是,扩大切口用光滑的无齿镊将周边虹膜拉出切口外切除。

5)周边虹膜前粘连:处理的方法是用虹膜回复器伸入前房对粘连的虹膜做局限分离。分离时应注意防止后弹力膜撕脱。

6)虹膜与晶状体或玻璃体后粘连:如切开前房后虹膜周边部不能自行脱出,通常是扩大切口,再用光滑的虹膜镊将周边虹膜拉出切口外切除。

(3)晶状体损伤:手术操作时损伤晶状体或使晶状体悬韧带断裂致晶状体不完全脱位。造成这种并发症是当虹膜脱出困难而用有齿镊子伸入前房抓拉虹膜时所致;或是周边虹膜剪除后,用虹膜回复器或冲洗针头进入前房整复虹膜时不慎损伤晶状体。

2.术后并发症

(1)术后眼压升高:周边虹膜切除术后眼压升高的常见原因有以下几种。

1)虹膜切除口没有完全穿透:原因有下面两种。其一是手术时虹膜没有完全剪穿,残留色素上皮层;其二是切口被血块阻塞,这种虹膜切除区不通畅所引起的高眼压,多数为暂时性。前者应用激光将残留的色素上皮层击穿,后者多数能自行吸收,若确实不能吸收再用激光将血块击碎。

2)高褶虹膜综合征:这种综合征属于非瞳孔阻滞性闭角型青光眼的范畴。这是由于周边虹膜切除术后包眼或滴散瞳药物,使瞳孔散大,虹膜堆聚引起房角阻塞,房水外流受阻,眼压升高。关于这种综合征的治疗,有条件的医院可做激光周边虹膜成形术;若没有激光设备,可以在周边虹膜切除术后的基础上长期滴毛果芸香碱缩瞳滴眼液。

3)混合性青光眼:原发性开角型青光眼和原发性闭角型青光眼同时存在,对这种情况,可根据病情选用药物或做滤过性手术治疗。

4)睫状环阻滞性青光眼:又称恶性青光眼,周边虹膜切除术后导致睫状环阻塞性青光眼的发生率极少。

5)残余性青光眼:这种情况是由于周边虹膜切除术前房角粘连闭合的范围可超过 1/2 圆周或小于 1/2 圆周。可根据病情分别选用药物治疗或滤过性手术。

6)误诊:将房角较窄的原发性开角型青光眼或青光眼睫状体综合征误诊为原发性闭角型青光眼,而行周边虹膜切除。

(2)前房积血:前房积血的发生率为 3%~5%,这些患者是指术后第 1 天发现的前房积血,积血通常在 2~5 天自行吸收。

(3)切口漏水:周边虹膜切除术后伤口漏水的眼部表现包括眼压过低、小滤过泡形成或前房变浅。若做角膜切口者,将 2% 的荧光素滴入结膜囊后,可见伤口表面的荧光素被房水冲流分开的现象。造成伤口漏水的原因包括切口不整齐、缝合不良、虹膜嵌顿在伤口中或术后眼压过高伤口重新裂开。对切口漏水者,如果眼压过低,应尽早处理,防止长期的低眼压影响眼内组织的代谢,导致白内障和黄斑水肿发生。漏水的治疗方法是重新行缝合角巩缘切口。

(4)瞳孔变形:瞳孔呈梨形,向虹膜周边切除口方向移位。其原因是术中没有完全将虹膜恢复正常,造成切口周边的虹膜嵌顿于巩膜切口中。通常不做特殊处理。

（5）眼内感染：这种并发症发生率很低，治疗原则与其他眼内感染相似。

（6）白内障的发生和发展：目前对周边虹膜切除术导致白内障的发生和发展问题，仍有不同看法。曾有几项研究指出，原发性闭角型青光眼、周边虹膜切除一段时间后，晶状体发生不同程度浑浊，其中 1/3 的患者需要对白内障进行治疗。

（7）角膜散光：角膜缘切口的缝线结扎过紧是引起角膜散光的根本原因。多数患者于 1～2 个月能逐渐恢复，若散光度数过大又不能恢复可采用激光断线或将缝线拆除。

（七）手术要点及注意事项

（1）角膜缘切口处必须充分分离和止血，角膜缘后界解剖标志辨认清楚是手术成功的关键。

（2）周边虹膜切除术尽可能在角膜缘做切口，因其较在透明的角膜内做切口的并发症少。手术切口偏向鼻上侧或颞上侧，球结膜瓣不超过 12：00 方位中线，就可以避免以后再做小梁切除时，滤过泡易形成瘢痕。

（3）角膜切口位置应准确并保持与眼球壁垂直。切口越倾斜，虹膜脱出越困难且虹膜切除后复位也较困难。

（4）对青光眼急性发作并伴有虹膜萎缩的患眼，周边虹膜切除应选择在没有发生萎缩的位置，因为萎缩的虹膜区弹性较差，虹膜切除后往往不容易复位。此外，若瞳孔散大，周边虹膜切除困难，则改做节段虹膜切除。

（5）手术过程中若虹膜脱出困难，应仔细检查原因，严禁一切手术器械进入前房，特别是周边虹膜已经切除后更应该避免，以防止损伤晶状体及睫状体。

（6）术后应迅速形成前房，若手术结束时前房仍未恢复，应认真检查原因。眼压低者，创口加固缝线并以平衡盐溶液重建前房；眼压高者，则应怀疑是否存在恶性青光眼或脉络膜渗漏与出血。

二、节段虹膜切除术

此手术适应证基本上同周边虹膜切除术，但对虹膜后粘连较严重，或急性闭角型青光眼充血发作，瞳孔极度散大且强直，做周边虹膜切除有困难时，则可改行节段虹膜切除。手术方法基本上同周边虹膜切除术，但角膜缘切口应大些。

第四节　白内障超声乳化吸除术

一、超声乳化手术的基本条件

(一)超声乳化仪

1.超声乳化仪的组成

超声乳化仪主要包括三大系统:超声系统、注吸系统及控制系统。

(1)超声系统:包括超声发生器、换能器、乳化手柄及乳化针头。超声发生器包括频率发生器和功率放大器。换能器是将电能转化成机械能的装置,是整个仪器的核心部件,目前较常用的换能器为压电换能器。乳化手柄是将主机发出的超声电信号转换为超声机械振动的部件,内含换能器。其前端装有乳化针头。乳化针头是一种特殊形状的辐射头,其能量从顶端开始,以锥形投射的方式向外辐射。乳化针头的外面可装配硅胶套管或硬质套管,灌注液通过外套管向眼内灌注。超声波的生物学效应包括机械碎裂效应、声波的冲击效应、前端液体的微流效应及声波的空穴效应。

(2)注吸系统:主要由泵系统、管道及手柄组成。泵系统产生负压,通过管道及手柄传递到眼内,将需要清除的组织吸除。根据其工作原理的不同,临床上使用的泵系统分为蠕动泵和文丘里泵。

蠕动泵(图 1-1)是将硅胶管压在有凸轮的滚筒之间,依靠滚筒的定向转动,排除管道内液体,使管道内产生负压。可以通过调节转动速度改变流量从而控制负压水平。

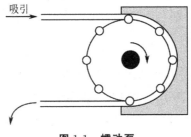

图 1-1　蠕动泵

文丘里泵(图 1-2)由压缩气管道和与之相连的带有单向阀门的漏斗形排气装置组成。压缩气体通过气道时,在排气装置顶端产生高速气流,从而使容器内空气吸出产生负压。

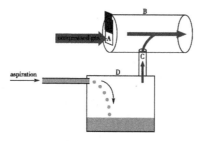

图1-2　文丘里泵

（3）控制系统：主要包括脚踏和面板。①脚踏：超声乳化状态时脚踏控制包括三挡一位功能，即0位挡、灌注挡、注吸挡及注吸加超声挡。在此基础上还设有反流开关、电凝开关等。一些超声乳化仪的脚踏装置还可以进行双线性控制。②面板：控制面板显示仪器的状态、功能切换、各项参数的设定、手术医师的专有参数保存及超声调谐状态等。因机器种类不同，面板设计也不同。

2.超声乳化仪的类型

超声乳化仪主要有两种类型，即采用蠕动泵和文丘里泵为抽吸装置的超声乳化仪。文丘里泵的优点是负压的上升快速且稳定，手术连贯性强，但容易产生前房浪涌。蠕动泵的优点是前房的稳定性好，但是负压的形成需要短暂的过渡。对于初学白内障超声乳化技术的眼科医师来说，蠕动泵的超声乳化仪相对安全。

目前市面上主要的超声乳化仪包括以下几种。

（1）LEGACY超声乳化仪：采用TurboStaltic泵系统，利用微步进泵原理，既保持了蠕动泵平稳安全的特点，同时通过微机反馈系统对负压进行快速提升，并监控前房浪涌，应用旁路泄压系统保持前房的稳定。超声模式除有传统的线性控制连续释放能量模式外，还兼有脉冲和爆破模式。

（2）SOVEREIGN超声乳化仪：采用高精密数字化蠕动泵，应用ShieldTM系统提供独特的囊袋保护技术。随机的白星技术软件，将能量释放与冷却周期有效结合，最大限度地降低能量应用及产热，实现所谓的"冷超声"。

（3）MILLENNIUM超声乳化仪：为文丘里泵系统。其主要特点是双线性控制系统。术者可以通过脚踏两维的移动，同时控制能量和负压，保证手术中最大限度地发挥能效比。模块化设计的采用，可以保证设备的升级换代及玻璃体手术的进行。

（4）STELLARIS超声乳化仪：是MILLENNIUM超声乳化仪的更新换代产

品新的设备允许双手或同轴的微小切口白内障手术。该仪器的集液盒同时包括基于负压控制的文氏泵和流量控制的蠕动泵,先进的流量模块允许术者术中随时从蠕动泵转换到文丘里泵,并提供双线性控制。同轴微小切口最小切口为1.8 mm。新的液流系统确保前房更加稳定。

(5)INFINITI 超声乳化仪:蠕动泵系统,包括了传统的超声模式、"水乳化"-真正的"冷超声"、NeoSonix 摆动模式-超乳针头在纵向 40 000 次/秒基础上加上 100 Hz 正负 4 度摆动碎核等全新技术,使手术医师有更多的选择。

(二)显微手术器械

白内障超声乳化手术所需器械基本分为手术器械、辅助器械两类。以下做简单介绍。

1.手术器械

手术器械包括超声乳化手柄及注吸手柄。

2.辅助器械

开睑器、刀具(包括侧切刀、隧道刀、穿刺刀)、镊子(包括显微镊、撕囊镊)、剪刀(包括显微剪、囊膜剪)、晶状体钩及劈核钩(包括尖头、蘑菇头劈核钩)。

二、超声乳化手术的基本步骤

(一)麻醉

白内障手术常用的麻醉方法包括球后麻醉、球周麻醉、表面麻醉及表面麻醉联合前房内麻醉。

(二)切口

1.主切口

白内障超声乳化手术常规主切口位置在上方 11:00 方位。特殊情况时,如需要避开青光眼术后的功能性滤过泡,或既往手术的瘢痕区,则要选择其他位置。

切口的类型可分为以下几种。

(1)巩膜隧道切口:巩膜切口的外切口位于角膜缘后 2 mm 左右,内切口位于角膜缘内 1 mm。切口远离角膜,手术所致散光较小,但易出血,术中操作难度较大,愈合所需时间长。

(2)角巩膜缘隧道切口:角巩膜切口位于角巩膜缘区域内,又可以分为前缘部切口、中缘部切口及后缘部切口。其切口暴露较好,组织损伤小,愈合较快,可以方便切口的扩大及术式的更改。

(3)透明角膜隧道切口:透明角膜切口位于透明角膜组织内,其术野暴露好,制作简单眼内器械活动度好愈合快,但术源性角膜散光较前两种切口略大(图1-3)。

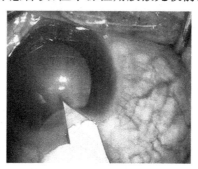

图1-3 透明角膜隧道切口

2.侧切口

侧切口位于3:00方位透明角膜区域,用15°夹角侧切刀制作,宽1.2～1.8 mm不宜过长,以利于辅助器械的活动(图1-4)。

3.连续环形撕囊

操作方法(略)。

4.水分离和水分层

(1)水分离:是指在白内障超声乳化手术中,将液体自囊膜下注入,利用液体的波动扩散作用,使晶状体皮质自囊膜分离(图1-5)。

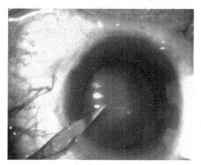

图1-4 侧切口的制作

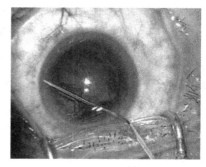

图1-5 水分离

1)步骤:连有平衡液的平针头自囊膜开口水平方向进入,尽量紧贴囊膜;保持这种状态向前送至近赤道部;轻轻注入平衡液,可以看到有液体自后囊膜下通过,晶状体向前隆起。

2)要点:手法轻,注入慢,压切口后唇,保证平衡液的流出道通畅,避免囊袋阻滞综合征的出现。

（2）水分层：是指利用平衡液的冲击力将致密的晶状体核与核上皮质分开（图1-6）。

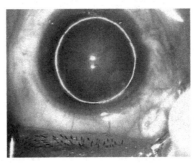

图1-6　水分层后的"金环"

步骤：连有平衡液的钝针头自囊膜开口水平偏下方向插入皮质；保持这种状态向前送至近晶状体核部；略加压注入平衡液，可以看到有液体沿内核和核上皮质间隙扩散，晶状体核与皮质分离。通过显微镜可以看到"金环"的出现。

5.晶状体核的超声乳化法

（1）分而治之：先利用超声乳化头及劈核钩相互配合将晶状体分成若干小块，再依次将其乳化吸出。手术过程在囊袋内完成，包括4个步骤：深雕刻或刻槽、核后板和核束带分离、核残翼分离、旋转定位乳化吸除。

（2）原位碎核：①在12:00到6:00方位做一贯通雕刻，槽宽度应达到1.5～2个超乳头直径，深度应超过内核平面。②辅助器械和超乳头旋转晶状体核90°。③十字交叉刻槽完成后，以辅助器械和超乳头分别抵于远端槽底的两侧壁，轻轻向相反方向用力，将晶状体核劈开。④将晶状体核旋转90°，相同方法劈核。⑤使用超乳头吸住1/4核，拉向中心区乳化吸除，依次而为。

（3）拦截劈裂：①吸除表浅皮质，利用高负压将超乳头深埋中心部的晶状体核部抓牢。②以劈核钩自6:00位向12:00位方向用力，与超乳头呈切线方向作用，将晶状体核劈成两半。③旋转晶状体核，使用同样方法将晶状体核分成若干小块并乳化吸除。

（4）预劈核：指利用特殊器械预先沿晶状体纤维排列方向将其分成若干小块，然后逐一将其乳化吸除。操作步骤：①将预劈核器伸入前房，倾斜角度刺入晶状体内。②随着预劈核器的开闭，将晶状体一分为二；③旋转晶状体90°，采用同样方法对上下方晶状体行预劈核。④逐一将晶状体核块乳化吸除。

6.注吸皮质的方法

（1）"剥葱皮"技术：利用注吸手柄按象限将皮质缓慢拉到中央吸除，就像剥葱皮(图1-7)。

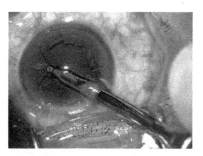

图1-7　注吸手柄注吸皮质

(2)前后囊膜的抛光:抛光的目的是清除残余皮质及囊膜下晶状体上皮细胞,减少术后囊膜浑浊的发生。前囊膜抛光利用注吸头,低负压操作,若发生前囊膜撕裂时则不应进行,后囊膜抛光利用注吸头或黏弹剂钝针头,低负压操作。

(3)MiniI/A 的应用:MiniI/A 由三部分组成——注吸头、橡胶管和注射器。弯形注吸头顶部是盲端,在距头端 1 mm 处有一侧孔用于吸住和拉出皮质。橡胶管用于连接注吸头和注射器,通过推拉注射器活塞达到吸住和吐出皮质的目的。其具有体积小、灵活、可控性好及前房稳定等优点。在手术过程中主要有以下 3 种用途:①吸除切口下残余皮质及抛光此处和周围囊膜下的晶状体上皮细胞。②瞳孔下清除皮质,避免误吸囊膜造成囊膜破裂或吸住虹膜。③囊膜破裂时清除皮质,不会对玻璃体产生牵拉,在黏弹剂的辅助下把剩余皮质抽吸到中央,一次性把皮质注吸干净(图1-8)。

7.植入人工晶状体

见图1-9。

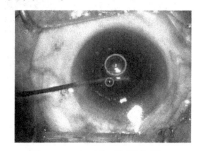

图1-8　MiniI/A 注吸皮质

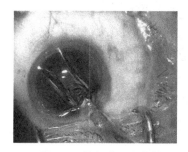

图1-9　植入人工晶状体

8.人工晶状体调位

见图1-10。

9.清除人工晶状体后方的黏弹剂

见图1-11。

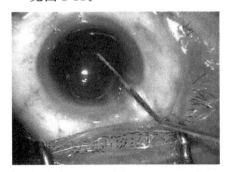 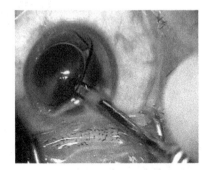

图1-10　人工晶状体调位　　　　　图1-11　清除人工晶状体后方的黏弹剂

10.清除人工晶状体前方及前房内的黏弹剂

见图1-12。

11.切口闭合

水化角膜(图1-13)技术的应用:现代白内障手术的切口多数为隧道式,闭合性很好。若存在密闭不良的情况可以使用带钝针头的注射器用力向主切口两侧和侧切口注射平衡液,使角膜实质水肿,达到切口的水密闭。特殊情况时可以进行缝合。

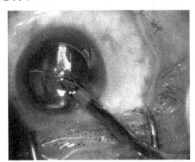 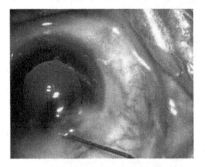

图1-12　清除人工晶状体前方及前房内的黏弹剂　　　图1-13　水化角膜

三、特殊白内障的超声乳化术

(一)膨胀期和过熟期白内障的超声乳化术

膨胀期和过熟期白内障患者的晶状体皮质液化、膨胀,整个晶状体呈白色浑浊,缺乏眼底红光反射,前房浅,囊膜钙化,悬韧带脆弱,易引起晶状体脱位。在这类白内障超声乳化过程中应注意以下问题。

1.囊膜染色、撕囊

为使撕囊过程中看清前囊,可借助染色剂着染前囊膜。其操作方法有以下几步。

(1)先向前房内注入无菌空气泡,再将0.6 mg/mL的台盼蓝溶液或5%的吲哚菁绿约0.1 mL注入前房,前房内的染色剂使前囊表面形成一个以瞳孔缘为边界的染湖,充分染色(图1-14)。

(2)平衡盐液灌注前房,冲洗出残留的染料。

(3)此时前囊被染成淡蓝色或淡绿色,前房内注入黏弹剂,囊膜撕开后前囊边缘很容易与白色晶状体组织区分,囊膜的边界清晰(图1-15)。

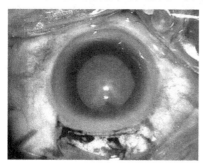

图1-14　着染的前囊膜

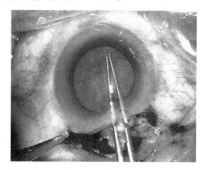

图1-15　着染的前囊膜撕囊时边界清晰

2.环形撕囊

白色白内障由于缺乏红光反射,难以看清囊膜瓣的边缘。另外,由于皮质膨胀,囊袋内压力高,前囊紧张,前房浅,撕囊时容易发生前囊撕裂。如果晶状体皮质液化建议先在前囊中央部做一小切口,让液化的皮质溢出,减压后再撕囊;如无皮质液化,可用钝针头进入囊下吸出部分皮质,待囊膜塌陷、前房加深后再撕囊。建议用撕囊镊完成撕囊,撕囊镊可在清晰度不佳的情况下良好的控制撕囊孔的大小(图1-16)。过熟期白内障患者的前囊往往伴有局限性钙化和增厚,撕囊困难,很容易撕裂。必要时可用囊膜剪剪开前囊(图1-17)。

3.超声乳化

过熟期白内障(图1-18)因皮质液化,核浮动,不必水分离。晶状体核可采用双手拦截劈裂技术进行乳化,用辅助钩从下方将核托起,核稍倾斜,超乳头朝向对应方向晶状体核,双手交错用力,将核分成二或四部分逐块乳化吸出。超声乳化在囊袋内进行,尽量避免在前房内进行。成熟期白内障大多数核质较坚韧,碎核时往往需要较高的能量,这增加了对周围组织损伤的危险,特别是对角膜内皮细胞的损伤。另外,由于晶状体核失去皮质的保护,碎核过程中应避免前房变浅、后囊塌陷,核块翻转过程中不规则的锋利边缘会划破后囊,导致玻璃体的脱出。因此碎核操作要轻柔,注意脚下控制避免浪涌,避免对后囊施加压力,术中保持警惕,出现情况应及时处理。

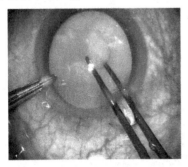 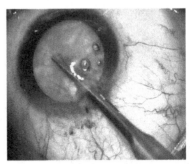

图 1-16　乳化的晶状体皮质溢出　　　图 1-17　囊膜剪剪开钙化的前囊

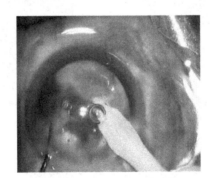

图 1-18　过熟期白内障劈核

(二)硬核白内障的超声乳化术

1.硬核白内障超声乳化特点

硬核白内障是指核呈琥珀色、棕褐色或黑色的白内障,其白内障超声乳化术中有以下特点。

(1)硬核白内障在撕囊时红光反射差或无红光反射,加之囊膜薄脆,使完整的连续环形撕囊困难,容易发生前囊裂开。

(2)硬核白内障往往核大而硬,劈核难度加大,往往不能一次劈开,用力不当易造成悬韧带的损伤,劈开后核壳的边缘锐利,转核时容易划破后囊。

(3)硬核蚀刻和乳化时间较长,需要较多的能量,过多超声乳化能量的释放无疑会加重术中角膜伤口灼伤、角膜内皮和虹膜损伤的机会。

（4）硬核如在术中脱入玻璃体内,必须取出,且手术较为困难。

2.硬核白内障超声乳化中的应对策略

（1）黏弹剂的使用:保护角膜内皮最好的办法就是充填黏弹性物质,尤其是在超声乳化过程中应反复充填。使用软壳技术即先注入低黏滞性黏弹剂弥散于整个角膜内皮面(如甲基纤维素),再注入高黏滞性物质(如透明质酸钠),既能维持撕囊时的前房空间,避免囊膜撕裂,又能在超声乳化时很好地保护角膜内皮。

（2）超声乳化技术:先吸除表层皮质,超乳针头握住硬核的核心,将核稍提起,用劈核钩伸入下方晶状体的赤道部,与超乳针头形成相错的力量,将核一分为二,然后把 1/2 核的头部利用负压提出至瞳孔中央,施行拦截劈裂,然后"分而治之"。也可刻槽后将核掰为两半,再采用拦截劈裂法,逐块吸除,但刻槽要深且有一定宽度,掰核时较费力,切忌藕断丝连否则掰开的核不易提出。硬核劈开后,会形成一个锐利的边缘,核块翻转容易损伤角膜内皮和后囊,故乳化时应握住核块,移至虹膜平面乳化吸除。

（3）由白内障超声乳化转为囊外摘除:手术过程中如出现前囊裂开,悬韧带松弛,核过硬碎核乳化困难,或发生后囊破裂等情况,应及时扩大切口,改行囊外摘除术。这种转换对于初学者很重要,可以避免损伤进一步加重,还可增加术者的自信,而具体到何种情况下需要转换要根据患者的情况和术者自身的经验和技术而定。

（三）小瞳孔白内障超声乳化术

小瞳孔白内障超声乳化术是指手术过程中瞳孔直径≤4 mm,无法散大,或者手术中散大的瞳孔又重新缩小的情况。这时手术风险明显增大,医师必须制订恰当的手术计划来防止并发症的发生。小瞳孔可分为两类:低反应性(功能性)和固定性(解剖性)。常见的原因有:①虹膜后粘连:眼内炎症、内眼术后或外伤炎症反应。②葡萄膜炎:慢性葡萄膜炎或炎症后瞳孔膜闭锁。③长期使用缩瞳剂:瞳孔强直或后粘连。④Marfan综合征。⑤老年性瞳孔开大肌萎缩、纤维化。⑥糖尿病患者。⑦假性剥脱综合征。⑧特发性。

针对小瞳孔的白内障手术,一般采取以下的应对策略。

1.扩大瞳孔

（1）药物散瞳:对于低反应性小瞳孔在术前最好用以下 3 种局部药物联合散瞳:睫状肌麻痹剂、散瞳剂和非甾体抗炎药。采用以上的散瞳措施后,瞳孔在手术中缩小的发生率为 5%～10%。如青光眼患者长期使用缩瞳剂,建议术前停用一段时间,改用其他药物降眼压。

（2）黏弹剂:在使用上述药物的基础上,术中还可以通过黏弹剂的推挤力使瞳孔进一步开大。理想的黏弹剂必须具有高分子量和高透明性,具有较高的弹性,且与房水或灌注液之间无明显界限。

(3)机械牵拉法:临床上较常应用的扩大瞳孔的方法是机械牵拉法,即在解除虹膜粘连的前提下,应用2个虹膜钩或者晶状体钩,钩住瞳孔缘向相反的方向牵拉,然后改变90°方向再次牵拉,之后注入黏弹剂,即可见瞳孔被扩张至4~5 mm(图1-19、图1-20)。

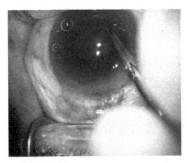 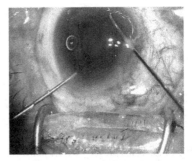

图1-19　撕除瞳孔缘的粘连组织　　　　图1-20　机械法扩大瞳孔

(4)虹膜拉钩:术中角膜缘内2 mm做4个对称的穿刺口。由于虹膜拉钩的体部设计为扁平状,易把持,防止旋转,保证拉钩进入眼内时钩的方向对正虹膜。虹膜钩在牵拉瞳孔边缘后,通过一个滑动硅胶块将其在眼外固定,即可把瞳孔牵开固定成为正方形或长方形。通常可以将瞳孔牵拉到直径6 mm左右。手术结束后,虹膜钩上的复位器可以使钩从虹膜上抬起,恢复虹膜原状,牵拉器取出后穿刺口无须缝合。

(5)瞳孔环:Sirpser、Federman和Cook设计了一种由水凝胶制成的支撑环,放入瞳孔区卡在虹膜上,在水化后逐渐扩张而将瞳孔扩大。瞳孔环可置于特制的注射器内,前房内充满黏弹剂后,由切口进入前房,环的外侧边缘可以直接卡在瞳孔缘的内侧,依靠其弹性将瞳孔扩大到一定的程度,一般可达7 mm左右。这样即可进行环形撕囊和超声乳化。术中可以用Kuglen钩将任何方向的环推开1~2 mm,以暴露局部的囊袋进行操作。手术结束后,通过牵拉环的一端很容易从眼内取出。

(6)虹膜切开术:术中用显微剪放射状剪开瞳孔领的1/2~1/3宽度的括约肌,然后注入黏弹剂,靠黏弹剂的张力将瞳孔扩张并可用来止血。

2.小瞳孔超声乳化技术

虽然用上述技术可以将大多数小瞳孔扩张,但仍有很多情况需要在小瞳孔下进行超声乳化术,在小瞳孔下超声乳化应注意以下几点。

（1）撕囊和水分离：如果小瞳孔在术中无法散大，用撕囊镊向瞳孔缘外牵拉有望做出一个超出小瞳孔的环形撕囊。小瞳孔下的环形撕囊常较小，残留大面积的囊-皮质-核的黏附要求水分离要充分，否则操作时容易牵拉悬韧带，加之小瞳孔患者的红光反射差，在囊袋内超声乳化十分危险，应使核充分游离后将其吸至瞳孔区再进行超声乳化（图1-21）。

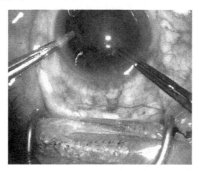

图1-21　小瞳孔下撕囊

（2）调低流量：在小瞳孔下超声乳化时，过快的液体流速，容易导致下方的虹膜进入超乳针头而造成虹膜损伤，建议将流速调到能够维持前房稳定的最低流速。

（3）碎核方法：超声乳化应该是在直视下手术，所以在小瞳孔下手术的关键是要把核拖至瞳孔平面甚至前房，然后再进行超声乳化碎核。①可采用瓣核的方法，先刻一个比较短的槽但要够宽、够深，待核瓣开后，利用高负压将1/2核块拖出囊袋暴露于瞳孔区或前房，然后用拦截劈裂法将其乳化吸除。②对于较硬的核可直接采用拦截劈裂法将完整的核拖出囊袋，然后在瞳孔区逐块乳化吸除（图1-22、图1-23）。

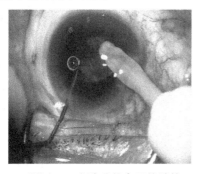

图1-22　小瞳孔状态下的劈核

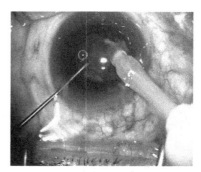

图1-23　将核块拖至瞳孔区

晶状体核乳化后，应牵拉虹膜，检查是否有残留的核块和皮质（图1-24）。

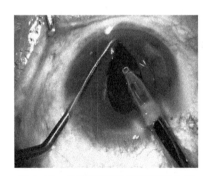

图 1-24　检查虹膜后是否残留皮质

(四)抗青光眼手术后的白内障超声乳化术

1.抗青光眼手术后眼球的解剖特点

(1)上方有滤过泡,甚至占据常规手术切口部位。

(2)前房浅,眼压正常或偏高。

(3)虹膜萎缩,虹膜无张力。

(4)虹膜后粘连,瞳孔无法散大。

(5)晶状体悬韧带不健康,有潜在脱位的危险。

(6)角膜内皮细胞数减少。

2.抗青光眼手术后白内障超声乳化术特点

(1)切口:有滤过泡的眼大多采用透明角膜切口,隧道长度小于 1.5 mm,尽量避免损伤滤过泡。

(2)小瞳孔的处理:抗青光眼手术后常表现为小瞳孔,多伴有虹膜后粘连。手术中多需要扩大瞳孔。

(3)小瞳孔下环形撕囊和水分离。

(4)超声乳化:青光眼术后眼的前房浅、悬韧带松弛、内皮细胞功能低下、瞳孔小及后房压力高均增加了手术难度。

后房压力高和浅前房同时存在,术前静脉滴注 20% 的甘露醇 500 mL 可降低后房压力以加深前房,术中可反复填充黏弹剂以保护角膜内皮。超声乳化过程中建议使用低能量、高负压,以减少组织损伤。灌注压应适当升高以维持前房深度。核一旦劈开,应以最高的效率乳化,避免过度抽吸导致的前房变浅及涌动。

(五)儿童白内障手术

儿童白内障患病率国外报道为 0.12‰～0.60‰,我国为 0.50‰,常见的儿童白内障有先天性白内障、发育性白内障、外伤性白内障。由辐射、全身代谢失调、类固醇皮质药物引起的白内障较少见。与成人白内障相比,儿童眼球体积较小,巩膜的硬度小,玻璃体的压力大,前房不稳定,晶状体囊膜韧,这些因素增加了手术的难度。此外,儿童白内障术后的炎症反应较成人更重,后发性白内障等并发症发生率更高。随着眼球的发育,术中植入的人工晶状体的度数也存在争议。

1.手术时机

儿童白内障治疗的目标是获得良好的视力和双眼视功能,因此手术时机的选择很重要。先天性白内障单眼白内障避免形觉剥夺而获得较好视力的重要时期在出生后至6周左右,双眼白内障手术如果被推迟至2～3个月后,由于固视功能发育不良极易发生眼球震颤。早期由于低视力缺乏双眼视的锻炼,视神经中枢缺乏刺激,很难获得良好的双眼视目前大多数学者主张尽可能在出生数周至2个月内进行先天性白内障手术。双眼白内障两眼手术时间间隔要短,有学者还主张同时双眼手术以促进双眼视、立体视,减轻单眼手术引起的未手术眼的形觉剥夺及注视能力的下降,而且可以提高对比敏感度阈值。儿童外伤性白内障由于年龄略大且晶状体浑浊的时间较短,减少了弱视的机会。但在视功能发育的关键期即使是很短时间的形觉剥夺,也会干扰双眼视的发育。因此建议尽早手术。

2.手术方法

(1)手术麻醉:一般采用全身麻醉。应当注意的是,麻醉深度较浅时,眼球会出现Bell现象,做上直肌牵引缝线将有助手术的顺利完成。

(2)手术切口的选择:可采用标准巩膜隧道切口或透明角膜切口。由于儿童的巩膜比成人薄且软,术后早期发生外伤的风险更大,建议术中用可吸收缝线加缝切口一针。

(3)前囊膜的处理:连续环形撕囊所得的前囊孔边缘光滑张力大,使囊袋里皮质更容易吸出,人工晶状体更易植入囊袋内,位置固定好,并且能有效分隔眼前节的色素和血管成分,避免了术后并发症的发生,为儿童白内障手术的首选。儿童的囊膜较韧弹性好,使连续环形撕囊比成人更难完成。在撕囊过程中,可采用高黏度的眼用黏弹剂填充前房展平前囊膜。注意撕囊作用力的方向要指向瞳孔的中心。如果撕囊的裂口向周边放射,要尽可能在裂口进入虹膜下之前停止操作。

(4)白内障吸出:儿童白内障软而略带黏性,通常只用灌注抽吸技术或玻璃体切割头负压吸出就可以轻易清除晶状体核和皮质,不需使用乳化能量。建议在摘出儿童白内障时,进行多个象限的水分离,有助于减少晶状体物质去除的时间和灌注液体的流量(图 1-25)。

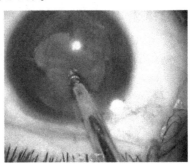

图 1-25 儿童白内障 I/A 吸出

(5)人工晶状体植入:儿童白内障摘出浑浊晶状体后的屈光不正不及时矫正,将不可避免地发生弱视。框架眼镜由于可能产生的双眼影像不等和成像变形等缺陷应用逐渐减少。角膜接触镜适合 1 岁以内,未植入人工晶状体的婴儿,但费用较高,而且感染的概率增加。虽然儿童人工晶状体植入仍存在争议,但它能提供连续屈光矫正,已成为儿童白内障治疗的常用方式。大多数学者不建议对小于 2 岁的儿童植入人工晶状体,主张在 2 岁后植入。在一期人工晶状体植入时,提倡行囊袋内植入,以减少术后炎症反应、人工晶状体偏位及黄斑囊样水肿等并发症的发生。当出现后囊膜不完整等情况时,也可选择睫状沟固定植入。许多医师会一期做好后囊膜切开和/或前部玻璃体切割,需要二期植入人工晶状体时,残余的前后囊膜形成纤维化为睫状沟固定人工晶状体提供了极好的支撑。

(6)人工晶状体度数的计算:因为儿童发育由远视趋向正视或近视,所以有学者建议植入正常成人平均晶状体度数(+21.0 D),残余屈光度用框架眼镜或接触镜来矫正。但由于术后早期远视度较高,特别是可能导致的屈光参差很难矫正,患者易发生弱视。因此建议植入人工晶状体后保留轻中度的远视,以欠矫 10%~20%为宜。年龄越大,欠矫的度数应减少。

(7)后囊膜的处理和前部玻璃体切除:后囊浑浊是儿童白内障手术最常见的并发症。1990 年 Gimbel 提出了在儿童白内障摘除时行后囊连续环形撕囊(posterior continuous circular capsulorehxis,PCCC)来避免术后后囊浑浊的发生,但由于晶状体上皮细胞可以作为玻璃体前界膜支架移行到视轴区进行增殖、纤维化,建议做 PCCC 时同时行前部玻璃体切割,降低连续环形撕囊的发生率。也可以做一直径略小于前囊孔的 PCCC,将人工晶状体的光学部嵌入后囊膜开口后方,晶状体襻依然保持在囊袋里,以减少后囊浑浊的发生。也有学者建议小于 6 岁的儿童应行一期后囊膜截囊和前部玻璃体切割。大于 6 岁时连续环形撕囊的发生率明显降低,即使出现连续环形撕囊时行 Nd：YAG 激光治疗也能得到良好的配合。建议保留完整后囊膜更有助于人工晶状体的稳定。

3.常见并发症及处理

除成人白内障手术的并发症之外,儿童白内障手术常见以下并发症。

(1)角膜浑浊:轻微的角膜线状浑浊至持续性角膜水肿,程度不等,在儿童中占60％可能与手术操作及外伤后角膜内皮细胞本身缺失有关,轻者1～2周逐渐减退。若角膜水肿持续不退,原有的伤口加之术后炎症反应可致房角粘连,引起眼压升高。眼压的改变进一步加重角膜水肿,使角膜“钠泵”作用减弱,角膜内皮细胞数量减少,功能下降,最终发生失代偿。治疗以类固醇皮质滴眼液、角膜营养剂及上皮细胞生长因子为主,同时给予降眼压治疗,必要时考虑行角膜移植术。

(2)葡萄膜炎及渗出膜形成:葡萄膜炎是儿童人工晶状体植入术后最常见的并发症。通常在术后1～2天发生,年龄越小,出现的概率越高,5岁以下者不经手术很难处理。临床表现为:人工晶状体表面的细胞和色素性沉积物,晶状体前后囊膜粘连和虹膜后粘连等。与先天性白内障相比,儿童外伤性白内障人工晶状体植入术后的渗出反应更重且持续时间长。由于炎症反应及纤维素性渗出物在瞳孔区形成机化膜及虹膜后粘连,不仅直接影响视力,还可导致继发性青光眼、人工晶状体移位及瞳孔夹持等并发症。

葡萄膜炎的发生机制是由植入的人工晶状体激发的免疫反应。Miyake 等认为以下 4 种因素在纤维膜形成中起主要作用:①对人工晶状体进行灭菌时存留的氧化乙烯所引起的化学性刺激。②残留的晶状体物质和上皮细胞所引起的免疫变态反应。③血-房水屏障的破坏。④对侧眼有白内障手术史。

应对措施包括:①术中操作轻柔,并尽可能彻底清除晶状体皮质及上皮细胞,选用质量过关的人工晶状体。②术后反应可由静脉滴注类固醇皮质激素和抗生素,激素频繁点眼及结膜下注射激素等方法来控制。③对于人工晶状体表面较致密的沉积物或不能吸收的机化膜,可用小能量 YAG 激光将其打散,以利于吸收。

(3)后囊浑浊:是人工晶状体植入术后常见的并发症之一。其发生率为40％～100％。其发生机制是由于晶状体前囊下和赤道部上皮细胞向后囊下迁移并增殖和纤维化及术后炎症反应等因素引起。儿童的晶状体上皮细胞增生活跃,增殖能力较强导致后囊浑浊发生率高。术后后囊浑浊的发生与术中后囊的处理及是否一期植入人工晶状体有关。儿童人工晶状体植入术中后囊的处理有两种方式：①一期后囊切开联合前部玻璃体切除。②二期 YAG 激光或手术后囊切开。Brady 等认为一期植入人工晶状体优于二期植入，但后囊浑浊发生率为 40％。许多患者可以避免不必要的后囊切开和前部玻璃体切除。对于已经发生的后囊浑浊，可行手术或 YAG 激光后囊切开。YAG 后囊切开是一种无创伤性的治疗，YAG 激光后囊切开术治疗儿童后囊浑浊时，可能因患儿不能配合而无法实施。

（4）继发性青光眼：其发生机制可能与房角结构改变、晶状体悬韧带断裂导致玻璃体前移或原来就存在房角关闭等有关，多为中度或重度葡萄膜炎导致瞳孔与人工晶状体粘连进而引起瞳孔阻滞性青光眼。

治疗：药物治疗包括滴用类固醇皮质激素、睫状肌麻痹剂联合抗青光眼药物，可使 80％患者的眼压得到控制，术前全身应用抗前列腺素类药物可减少术后青光眼的发生。手术治疗包括 YAG 激光虹膜击孔和虹膜周边切除术，建立房水引流通道，为防止角膜损伤，必要时可行小梁切除术。

（5）人工晶状体移位、偏心和夹持：后房型人工晶状体偏心较多见，经常伴发沟-袋综合征，即一个襻在囊袋中（通常是下襻），另一个襻在睫状沟中（通常是上襻）。这种情况往往需要手术调整人工晶状体的位置。手术中应用连续环形撕囊可以避免在注吸过程中囊膜沿赤道方向撕开，以确保人工晶状体植入囊袋内，从而减少人工晶状体移位、偏心和夹持的发生。早期的瞳孔夹持，可用强效散瞳剂拉开瞳孔缘与人工晶状体表面的粘连，人工晶状体复位后缩瞳；瞳孔夹持时间较久者可试用 YAG 激光打开虹膜粘连帮助人工晶状体复位，必要时行手术调位。

四、白内障超声乳化手术的术中并发症及处理

(一)与切口有关的并发症

1.巩膜隧道切口

（1）切口太浅：外切口一般距离角膜缘 1～2 mm，切口深度一般为 1/2 巩膜厚度，然后用隧道刀保持同样厚度分离至透明角膜缘，如果隧道切口太浅会导致切口无张力，自闭性不好，而且在手术过程中器械容易损伤切口边缘。

（2）切口太深：如果隧道切口做得太深，会增加隧道出血的概率，从而导致术后前房积血。此外，由于隧道的前唇较厚，使得手术操作很不方便。如果切口过深会切穿巩膜组织，使巩膜下眼球血管膜组织脱出，引起大出血。特别是对于高度近视的患者、高龄老人及巩膜过度烧灼止血者，更应注意切口的深度。操作时应及时调整切口深度,必要时应重新选择切口。

(3)内切口靠后:角膜穿刺刀进入前房的切口即内切口的位置应位于透明角膜缘内 1 mm,如果切口太深会使隧道刀过早进入前房,使内切口靠后;如内切口位于 Schwalbe 线后,则术后切口的自闭功能消失,需缝线闭合切口,并可损伤小梁网组织和发生房角粘连。术中超乳针头进出前房会损伤虹膜,甚至造成虹膜根部离断、虹膜脱色素或虹膜脱出,增加手术难度及术后炎症反应。必要时应关闭手术切口,选择另一手术部位。

(4)内切口靠前:如角膜隧道做得太长,刀头进入透明角膜太多即内切口太靠前,术中超乳针头进出前房会向上倾斜,增加角膜内皮损伤的概率,术中或术后会增加角膜内弹力层脱离的概率。超乳时超乳针头向下在后房中操作,会使角膜上出现牵拉性皱褶,影响术中对前房的观察,同时增加后囊破裂的风险性。

2.透明角膜隧道或角巩膜隧道切口

(1)切口形状和长短不规范:需十分仔细地行隧道切口,否则会因进刀的错误角度而使切口过长或过短。操作时最好采用镊子或棉签固定眼球后进刀,刀必须锋利。进刀前,可在侧切口注入黏弹物质或平衡盐液使眼球维持一定的眼压及一定的前房深度,使主切口更平整和规范。

(2)隧道太斜、太短:做透明角膜或角巩膜缘切口时,要避免因隧道刀与角膜的角度太陡而过早进入前房,切口太短会影响术后切口的自闭性,术毕切口闭合不严时应予以缝合。

(3)隧道切口太长:由于切口全部位于透明角膜,隧道过长会使内口更靠近视轴,易使术后角膜散光加大。

(4)隧道深浅不一和内切口不规整:主要见于刀刃不锋利。此种切口的自闭性差,术后易发生角膜延迟愈合、后弹力膜脱离。此外,容易导致术后内切口明显的绒状瘢痕。

(5)隧道切口靠后:若外切口位置太靠角膜缘,容易破坏球结膜甚至球筋膜的完整性,可能会因术中切口流出的平衡液渗入结膜下面形成环状球结膜水肿而影响手术操作。如出现这种情况,只需在水肿的球结膜上做一小切口让液体排出,然后再进行操作。

3.侧切口

侧切口一般采用专用的 15° 穿刺刀完成,也可用一定宽度的钻石刀或宝石刀完成。只要操作规范,一般不会产生并发症。如果操作不当可产生以下情况。

(1)侧切口过大或过小:过大将会导致术中大量灌注液从边孔流出而无法保

持应有的前房深度,操作时易损伤角膜内皮、虹膜和使瞳孔缩小。必要时用尼龙线缝合过大的侧切口后重做。过小会使辅助器械进出前房困难,损伤周边虹膜及角膜后弹力层,易发生前房积血或侧切口处的角膜后弹力层脱离。

(2)侧切口太陡直:正确的边孔也应有一定长度的隧道,如果垂直刺入前房,术中术后均易发生漏水现象。

(二)切口过程中可能出现的并发症

1.球结膜水肿

多见于透明角膜或角巩缘切口的主切口。主要是因为做切口时刺破了球结膜,术中从切口流出的灌注液渗入球结膜下,形成球结膜环状水肿,严重者影响手术操作。此时,在隆起的球结膜上做两个以上垂直角巩膜缘的放射状小切口,使液体排出而使球结膜平复。

2.切口周围角膜浑浊

在超声乳化过程中,有时切口周围的角膜组织会发生白色浑浊,主要是由于器械反复进出切口,尤其是超乳针头长时间的高速振动,使包绕针头的隧道切口角膜层间的连接松弛,导致液体渗入纤维层间引起角膜基质水肿。

以下情况易引起此切口周围角膜浑浊。

(1)角膜内隧道过长,操作时,超声乳化针头必须倾斜向下,在产生皱褶的同时,使角膜组织松弛,液体易渗入其中。

(2)角膜穿刺刀较钝,导致做切口时后弹力层与基质层之间有分离。器械反复进出切口导致层间分离加大,液体易渗入,产生角膜白色浑浊。

术中切口周围组织出现白色浑浊只是由角膜基质纤维水肿所致。一般无须处理,在24小时后均能自行消退。切口周围小范围的浑浊一般不影响手术操作。但对大范围的浑浊且明显影响前房内手术操作的,必须暂停手术,针对原因进行处理。

(三)角膜雾状浑浊

术中发生角膜雾状浑浊的主要原因如下。

(1)灌注液不符合眼内灌注标准,灌注液进入前房后可导致角膜内皮可逆及非可逆性损伤而致角膜浑浊。

(2)手术时,若灌注瓶设置过高(一般应距手术平面 40～70 cm,从莫非管平面计算)造成眼压高于 4.0 kPa(30 mmHg),也可能出现与青光眼类似的角膜雾状浑浊。术中的角膜雾状浑浊直接影响了手术中对前房及晶状体后囊膜的观察。如发生这种情况应停止手术寻找原因。如是灌注液的原因应立即更换;如是灌注瓶高度的问题应及时调整,并等待数分钟,角膜情况会有所好转;如角膜水肿情况不缓解,可以用50%的葡萄糖注射液频点角膜,则角膜透明度就会明显改善。

(四)角膜切口灼伤

其临床表现为术中立即可见切口浑浊,有时还可伴有角膜内皮损伤和切口附近虹膜损伤。术后因切口外唇纤维化增生,患者可感觉到持续较长时间的异物感。远期主要表现为明显的角膜散光。

预防和处理措施有以下几种。

(1)流量控制:在处理硬核时,需提高流量以增强超乳针头的冷却,特别是在做晶状体刻槽时更需灌注液自由进出前房。

(2)使切口轻微漏水,切口一定程度的轻微漏水有利于硅胶套与针头之间液体交换。

(3)使用低温的平衡盐灌注液。

(4)乳化针头的特殊设计:①采用 Mackool 针头可减少此并发症。此种针头为钛钢制成,针管套上硬的 Teflon,外围是普通硅胶软套。硬的 Teflon 外套充当针头的隔热层,即使硅胶软套被切口夹紧时仍能起到隔热作用。②采用30°夹角或45°夹角弯头的超乳针头在防止切口烧灼方面也很有效。此种针头在操作时与切口呈小角度,弯的针头避免了刻槽时针头与切口过于垂直所致的切口裂开。

切口灼伤的治疗:术毕时检查灼伤切口的渗漏情况,必要时给予间断缝合。如果豁口太大,需要前后唇的间断缝合,以减少术后散光。

(五)后囊破裂

白内障囊外摘除或超声乳化术中均可发生后囊破裂,但超声乳化过程中,超声乳化头及注吸头误吸后囊为最常见的后囊破裂原因。此外,人工晶状体植入时操作不当也可导致后囊划伤。

(六)悬韧带断裂

白内障囊外摘除和超声乳化术中均可出现悬韧带断裂。除前述原因外,超声乳化过程中,由于操作不熟练,导致劈核钩钩住前囊或悬韧带,超乳头或注吸头吸住前囊牵拉悬韧带,均可导致悬韧带断裂。

五、白内障超声乳化手术的术后并发症及处理

(一)角膜水肿、虹膜睫状体炎、虹膜脱出、人工晶状体瞳孔夹持、偏心或移位、瞳孔不圆或不可逆瞳孔散大

参见相关章节。

(二)囊袋阻滞综合征(capsular blocking syndrome,CBS)

囊袋阻滞综合征又称囊袋膨胀综合征,是指撕囊直径过小和/或囊袋内残留过多黏弹剂等大分子物质无法通过人工晶状体光学部与前囊之间的间隙排出而积存于囊袋内,使得囊袋内渗透压升高,房水顺渗透压梯度经后囊膜进入囊袋形成囊袋膨胀。患者可表现为前房变浅、近视、人工晶状体与后囊间隙增大。如不及时处理,患者可出现高眼压、虹膜后粘连及后囊浑浊等。囊袋阻滞综合征的分类:起初一直认为囊袋阻滞综合征发生在术后早期。1998年,Miyake对其进行了新的分类,根据发生时间分为术中、术后早期及术后晚期囊袋阻滞综合征。

1.术中囊袋阻滞综合征

即术中瞳孔阻滞。好发于后极性白内障及眼轴长的成熟期白内障。常表现为水分离时前房变浅,眼压升高。在一些患者中,浅前房常使超声乳化针头难以进入,在吸除表层核后或超核、劈核时发生后囊破裂、核下沉。术中囊袋阻滞综合征通常是由于大量、快速水分离引起的。连续环形撕囊后,迅速注入平衡盐液进行水分离时,晶状体核在撕囊区嵌顿,平衡盐液积存于囊袋内,导致整个囊袋膨胀、向前移位,进而出现上述表现。也有学者认为小瞳孔、过黏的黏弹剂残留在虹膜后会促使囊袋封闭,造成瞳孔阻滞。

为了避免术中囊袋阻滞综合征,撕囊直径必须足够大(5~6 mm);水分离的速度不宜过快,尤其是对于后极性白内障,切忌行水分离,应使用较粗的针头做水分层;术前应充分散瞳,对于小瞳孔者,应采用高弹性的黏弹剂或用虹膜钩等辅助器械将瞳孔拉开。若发生术中囊袋阻滞应尽快解除囊袋封闭,放出液体,但对于有眼底血管性疾病者,应注意避免眼压迅速下降导致眼底出血。

2.术后早期囊袋阻滞综合征

通常可发生于术后1天至2周,发生率达1.6%。好发于撕囊直径过小、植入弹性襻人工晶状体的白内障手术后(如硅凝胶、水凝胶及聚甲基丙烯酸甲酯),眼部超声活体显微镜显示虹膜与人工晶状体前移、浅前房、人工晶状体周围囊袋

内聚积透明液体患者可出现高眼压、近视等症状。其发生机制可能为:①连续环形撕囊直径比人工晶状体光学部小。②撕囊边缘与人工晶状体光学部相贴,形成人工晶状体与后囊之间的密闭空间,致使残留黏弹剂积存于此。③囊袋内的黏弹性物质形成以囊袋为半透膜的渗透压梯度,随着房水的渗入,囊袋内液不断膨胀。④膨胀的囊袋使人工晶状体前移,产生近视。

　　睫状沟植入人工晶状体也可引起术后早期囊袋阻滞。其原因如下:①应用双凸型人工晶状体,使其后表面易与撕囊边缘接触,撕囊直径过小时,如人工晶状体覆盖前囊开口以外 1.5 mm,将形成封闭囊袋;②使用聚甲基丙烯酸甲酯晶状体,纤维黏着力更强,加重上述因素。

　　术后早期囊袋阻滞综合征多能自愈,也可采用 Nd∶YAG 激光后囊切开纠正近视,解除高眼压(图 1-26、图 1-27)。

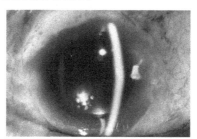

图 1-26　术后第 2 天发生 CBS

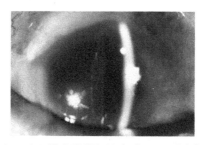

图 1-27　CBS 患者 Nd∶YAG 激光后囊切开术后 1 天,后囊与人工晶状体间隙消失

3.术后晚期囊袋阻滞综合征

指术后形成液体性后发障或与连续环形撕囊有关的乳白色小袋,后者特指环形撕囊后人工晶状体与囊袋之间的乳白色液体积聚。此型不同于前两者,没有明显的前房变浅、眼压升高等表现,囊袋内积聚的液体则为乳白色。其成分为大量的晶状体蛋白、少量清蛋白,主要来源于晶状体上皮。

术后晚期发生液化性后发障的原因有：①撕囊直径过小，囊膜边缘纤维化后易与人工晶状体相贴，使囊袋封闭。②残余晶状体上皮细胞增生，产生许多胶原及细胞外基质积存于囊袋内。③渗透压差促使房水渗入囊袋内。

术后迟发性晶状体囊袋阻滞综合征可采取 Nd：YAG 激光后囊膜切开，解除撕囊口的阻塞，后囊膜复位，减少近视度数。对后囊膜切开失败者可先行前囊膜切开，使囊袋内液体流出后再行后囊膜切开。

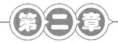

泪器疾病

第一节　急性泪腺炎

一、概述

急性泪腺炎是泪腺的急性炎症。最常见的病原体为金黄色葡萄球菌或肺炎链球菌，也可见于某些病毒。病原体可以来自周围组织的化脓性炎症直接扩散，也可从远处化脓性病灶血行转移而来。儿童急性泪腺炎常并发麻疹、流行性腮腺炎、感染性单核细胞增多症及流行性感冒等传染病。

二、临床表现

（1）多单侧急性发病，常见于儿童及青年，上睑颞侧泪腺区红肿、疼痛，有流泪或脓性分泌物。

（2）眶外上方局部肿胀、触痛，上眼睑呈"S"形弯曲，皮肤红肿，呈现炎性上睑下垂。眼球向下、内方移位，运动受限。

（3）同侧耳前淋巴结肿大，可有发热、头痛等全身不适症状。

（4）计算机体层成像检查显示泪腺扩大，边缘不规则，但不累及鼻窦、眶组织及周围骨壁。

三、诊断

（1）典型的临床表现可予诊断。

（2）血常规化验进行白细胞计数和分类，分泌物涂片及细菌培养。

（3）眼球突出、运动受限或怀疑泪腺肿物的患者，行计算机体层成像检查以排除泪腺肿物。

四、鉴别诊断

(一)睑腺炎

位于上睑颞侧的睑腺炎易与急性泪腺炎混淆。睑腺炎可触及上睑皮下结节,局部明显的局限性触痛。无发热等全身症状,白细胞计数正常。

(二)眶蜂窝织炎

眼球突出,运动障碍,眼睑红肿,球结膜水肿明显。

(三)急性结膜炎

该病多为双眼发病,上下睑结膜可见乳头滤泡形成,睑结膜充血,有黏稠的分泌物。

(四)眼眶炎性假瘤

眼球突出,向下移位,运动受限。无发热,白细胞计数正常,但嗜酸性粒细胞计数升高。对抗生素治疗不敏感,全身应用糖皮质激素后症状明显改善。

(五)泪腺恶性肿瘤

眼球向前下方移位,眼球突出,运动受限。可于泪腺区触及中等硬度的肿物。计算机体层成像或磁共振成像检查可显示肿物。

五、治疗

(一)细菌感染

(1)全身应用敏感抗生素。轻度患者可口服青霉素类或头孢类抗生素,中重度患者、伴有发热等症状的,应选用头孢类抗生素静脉注射治疗。根据细菌培养及药物敏感性试验调整用药。抗生素需要完成7～14天的疗程。

(2)局部应用抗生素滴眼液及眼膏。

(3)如果发生脓肿,需要切开引流。睑部泪腺炎采用上睑外侧皮肤切口,眶部泪腺炎从上穹隆外侧结膜切开排脓。

(二)病毒感染

(1)全身及局部使用抗病毒药物及镇痛药物治疗。

(2)冷敷。

第二节　慢性泪腺炎

一、概述

慢性泪腺炎可由急性泪腺炎发展而来,也可由邻近组织炎症扩散而发生,是一种病程缓慢的增殖性炎症,多为双侧发生。多见于良性的淋巴细胞浸润、淋巴瘤、白血病或结核病等。双侧泪腺肿大伴有腮腺肿大,有结核病、白血病、淋巴瘤等全身性疾病的,称为 Mikulicz 综合征。

二、临床表现

(1)双侧发病,病情进展缓慢。

(2)眼睑外上侧可触及质硬肿物,可移动无压痛。伴有轻度上睑下垂。

(3)眼球向鼻下方移位,向外上方转动受限,可出现复视。但眼球突出少见。

三、诊断

(1)双侧泪腺部肿物,上睑下垂,眼球运动受限。

(2)全身伴有结核、梅毒等病史。

(3)X 线检查泪腺区钙化液化等病灶,活组织检查可明确诊断。

四、鉴别诊断

(一)甲状腺相关性眼病

可有眼球突出、泪腺肿大等表现,大多有甲状腺功能的改变。

(二)泪腺肿瘤

眼球突出,向鼻下方移位,部分患者可有疼痛。泪腺部可触及肿物。但泪腺肿瘤多为单侧,影像学检查可示肿物,予以鉴别。

五、治疗

(1)针对病因进行治疗,首先是药物治疗原发病。

(2)可做泪腺组织活检确定病变性质。如为良性淋巴上皮病变或泪腺肉样瘤病者可用类固醇皮质激素全身治疗。

(3)药物治疗无效者可考虑手术切除泪腺。

第三节　急性泪囊炎

一、概述

急性泪囊炎由毒力较强的金黄色葡萄球菌或β溶血性链球菌或白色念珠菌引起,多为慢性泪囊炎的急性发作,也可直接发生。新生儿泪囊炎的致病菌多为流感嗜血杆菌,发展迅速,易演变为眶蜂窝织炎。

二、临床表现

(1)起病急,患眼充血、溢泪,有脓性分泌物。

(2)泪囊区红、肿、热、痛,可波及眼睑结膜及面颊。轻压泪囊区可见同侧泪小点有分泌物溢出。

(3)颌下及耳前淋巴结肿大,全身可伴有发热。

(4)数天后红肿局限,形成脓肿,破溃后脓液排出,炎症减轻,局部可形成泪囊瘘管,经久不愈。

(5)感染未控制者,可演变为眶蜂窝织炎,甚至脓毒血症导致死亡。

三、诊断

(1)慢性泪囊炎病史,突然发病。眼红、溢泪、脓性分泌物。

(2)泪囊区有红、肿、热、痛等急性炎症表现。

(3)伴有发热等全身表现,外周血中性粒细胞升高。

(4)进行分泌物涂片和培养以明确致病菌。

四、鉴别诊断

(一)急性筛窦炎

鼻骨表面疼痛、肿胀,患者前额部头痛,鼻塞,常有发热。

(二)急性额窦炎

急性额窦炎累及上睑,前额部触痛,泪囊区无急性炎症表现,挤压泪囊无分泌物溢出。

五、治疗

(1)控制感染,全身应用抗生素。对于病情较轻者,可给予青霉素类或头孢类抗生素口服,中重症伴有发热的患者需给予头孢类抗生素静脉注射。

(2)局部滴用抗生素滴眼液。

(3)脓肿出现波动感时,切开排脓,放置引流条。

(4)炎症局限后,可行局部微波理疗,慢性泪囊炎的患者行鼻腔泪囊吻合术。

(5)急性期忌行泪道冲洗或泪道探通,以免引起炎症扩散。

第四节　慢性泪囊炎

一、概述

慢性泪囊炎是由于鼻泪管下端阻塞,导致泪囊内分泌物滞留,伴发感染而致泪囊慢性炎症。常见致病菌为肺炎链球菌、链球菌及葡萄球菌等。

二、临床表现

(1)中老年女性多见,泪溢,黏液或脓性分泌物由泪小点溢出。

(2)挤压泪囊区有分泌物,由泪小点溢出,泪囊可有轻度肿胀,可伴有压痛。

(3)冲洗泪道不通畅,分泌物由原泪点反流或下冲上返,加压后不通,有黏液或脓性分泌物冲出。

(4)长期溢泪可引起下睑皮肤潮红、湿疹。

(5)伴有结膜炎,若角膜受损可导致角膜炎,甚至角膜溃疡。

三、诊断

(1)中老年女性,泪溢。

(2)挤压泪囊及冲洗泪道检查,泪道阻塞,有分泌物。

(3)泪囊碘油造影了解泪囊大小及阻塞部位。

四、鉴别诊断

(一)泪小管阻塞

患者泪溢,无黏液脓性分泌物溢出。碘油造影可明确阻塞部位。

(二)泪囊肿物

可触及实性肿物,可伴有血性分泌物,影像学检查可发现肿物。

五、治疗

（1）局部滴用抗生素滴眼液，滴药前挤压泪囊挤出分泌物。

（2）可用生理盐水加抗生素滴眼液冲洗泪道，每周1～2次，但疗效不确切。

（3）经系统治疗，泪囊无脓1周后，可冲洗泪囊后用泪道探针行泪道探通术，或激光泪道疏通术进行治疗。

（4）治疗无效时，可采用鼻腔泪囊吻合术或鼻内镜下鼻腔泪囊造口术。术前需进行详细的鼻腔检查，明确在鼻中隔和鼻甲之间是否有足够的引流空间。若患者高龄或鼻腔泪囊吻合术手术禁忌，可行泪囊摘除术。

（5）泪道内镜直视下，泪道激光或环钻术可以直接探查阻塞部位及判断病变性质，直视下行泪道激光或环钻并配合泪道插管，可取得较好效果。

（6）内眼手术前必须冲洗泪道，如合并慢性泪囊炎，必须先予以治疗，以免内眼手术后引起眼内化脓性感染。

第五节 泪 小 管 炎

一、概述

泪小管炎是由沙眼衣原体、放线菌、白色念珠菌或曲霉菌感染引起的慢性炎症，可由结膜炎或泪囊炎感染泪小管所致，常与泪囊炎合并存在。

二、临床表现

（1）下泪小管多见，常合并结膜炎或泪囊炎。

（2）眼红、溢泪、有分泌物，上下睑鼻侧轻触痛。

（3）泪小点发红、肿胀，周围皮肤发红。

（4）压迫泪囊区，有黏液性分泌物自泪小点溢出。

（5）早期冲洗泪小管可通畅，晚期表现为泪小管阻塞。

三、诊断

（1）眼红、溢泪病史，合并结膜炎或泪囊炎。

（2）泪小点红肿，压迫泪囊有分泌物。

（3）分泌物涂片或培养有助于致病微生物的确诊。

四、鉴别诊断

(一)急性泪囊炎

急性发病,泪囊区明显红肿,触痛。红肿及疼痛程度较泪小管炎显著,可伴有全身症状。

(二)鼻泪管阻塞

溢泪明显,泪小管及周围皮肤没有红肿及触痛表现。

(三)结膜炎

结膜炎可有眼红及流泪表现,查体可见睑结膜乳头及滤泡形成,泪小点无红肿表现,压迫泪囊区无分泌物溢出。

五、治疗

(1)去除阻塞的凝结物,早期可采用冲洗法,必要时行泪小管切开排出脓液。

(2)抗生素滴眼液彻底冲洗泪道,真菌感染者可使用1:20 000的制霉菌素溶液冲洗。

(3)根据致病菌,使用敏感的滴眼液局部治疗。

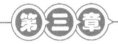

眼眶、眼睑疾病

第一节 眼眶炎症

一、眶蜂窝织炎

眶蜂窝织炎为眶内软组织的急性化脓性炎症,重症可导致视力丧失、颅内蔓延或败血症而危及生命。本病是由化脓性细菌感染引起,致病菌以金黄色葡萄球菌和溶血性链球菌多见,其他细菌尚有流感杆菌、类白喉杆菌、大肠埃希菌和厌氧菌等。多由邻近组织的化脓性病灶引起,如鼻窦、眼睑、颜面、牙槽或海绵窦炎症,或脓性栓子血行感染,也可通过眼眶穿通伤由直接感染或植物性异物滞留所致。

(一)临床表现

(1)起病急骤,常伴有全身症状,如发热、寒战、周身不适及食欲缺乏。中性粒细胞增多。

(2)眶区疼痛:眼球触痛或眼球转动痛。

(3)眼睑红肿、血管扩张:球结膜高度充血、水肿。

(4)眼球突出和眼球运动障碍:严重者眼球突出固定。

(5)视力减退:眼底视盘水肿、视网膜出血和静脉曲张及视神经萎缩均可引起视力减退,甚至视力完全丧失。

(6)眼眶炎症沿血行或直接向周围组织结构蔓延的临床表现:海绵窦血栓形成、脑膜炎、眼内炎、坏死性巩膜炎及败血症等。

(7)眶内脓肿:炎症局限可形成眶内脓肿,需要手术切开引流治疗。

(二)诊断

(1)典型的临床表现。

(2)超声探查见眶内脂肪密度增高,眼外肌肿大,眼球筋膜水肿,脓肿显示呈边界清楚的低回声区。

(3)计算机体层成像扫描可发现:脂肪密度增高、眼睑水肿、眼环增厚、眼外肌肥大、鼻旁窦的炎症及骨膜炎等。可对眶内脓肿进行定位。

(4)血常规检查见白细胞计数增多,中性粒细胞比例增加。

(三)鉴别诊断

1.脓毒性海绵窦栓塞

脓毒性海绵窦栓塞又称急性海绵窦栓塞性静脉炎,本病起病急骤,发展迅速,头痛寒热,周身不适。眼部症状与全身症状同时出现。双眼先后发病,表现为眼睑和球结膜的高度水肿及静脉曲张、眼突出、眼球运动障碍或眼球固定,角膜、眼睑、眶上区痛觉丧失、眼底静脉曲张,视盘水肿和视力减退。海绵窦段颈内动脉交感神经丛受侵犯,发生 Horner 综合征,甚至瞳孔缩小。眶蜂窝织炎一般限于单侧,对侧的瞳孔反射及视盘均正常。

2.眶骨炎与骨膜炎

眶缘骨炎与骨膜炎时局部红肿、疼痛、烧灼感,眼球向病变对侧移位,转动时轻度受限。脓肿形成时可见充血性肿物,有波动感。破溃后形成瘘管,经久不愈。眶中部骨炎与骨膜炎时有眼球后深部疼痛及压痛。眼球突出,并向病变对侧移位,眼球运动障碍明显。眶尖骨炎与骨膜炎时眼球后部疼痛,压迫眼球时疼痛加剧,可伴有眶上裂综合征。早期视盘水肿,晚期视神经萎缩。但与眶蜂窝织炎有时鉴别困难。

3.眼球筋膜炎

浆液性眶筋膜炎多发生于双眼,突然发生,发展较快。可有疼痛,球结膜水肿、充血,可有眼球运动障碍。化脓性眶筋膜炎时眼球疼痛、水肿、眼球突出、眼球运动障碍,均比浆液性眶筋膜炎严重。但有时与眼球筋膜炎鉴别困难。

(四)治疗原则

(1)应做细菌培养,包括血、鼻、喉腔和鼻旁窦的培养。如有脑膜刺激症状及双侧眼睑肿胀应做培养脑脊液。

(2)在未查明病原体之前,应尽早使用大剂量广谱抗生素静脉滴注,全身抗生素应持续应用2周。

（3）待细菌培养有结果后根据药物敏感试验选择有效药物。

（4）脓肿形成后切开引流,必要时行脓腔内抗生素灌洗。

二、急性眶骨炎与眶骨膜炎

急性眶骨炎与眶骨膜炎发生于眼眶骨和骨膜的炎症。可单独发生,也可同时发生。原发性骨膜炎最多见,多由鼻旁窦的炎症,通过血管周围间隙,或由较薄的眶壁直接蔓延而来;也可见于猩红热、百日咳及远处脓毒栓子患者。

（一）临床表现

根据病变所在位置的不同可有不同的临床表现。

1.眶缘骨炎与骨膜炎

（1）局部红、肿、触疼痛。

（2）眼球向病变对侧移位。

（3）脓肿形成时可扪及有波动性肿物,破溃后形成瘘管,经久不愈。

2.眶中部骨炎与骨膜炎

（1）病灶位于眶缘与眶尖之间,有深部疼痛及压痛。

（2）眼球突出,眼球运动障碍。

3.眶尖部骨炎与骨膜炎

（1）视力减退。

（2）眼球后部疼痛及压迫眼球压迫痛。

（3）可伴有眶上裂综合征、眶尖综合征及视神经受压症状。

（二）诊断

（1）主要根据病史和临床表现诊断。

（2）X线检查多显示正常,或有鼻旁窦密度增高。计算机体层成像扫描显示病灶区骨膜下积液、骨膜肥厚和骨破坏征象。

（三）鉴别诊断

1.眶结核性骨膜骨髓炎

病程缓慢,多见儿童,体弱及有结核病史或结核病家族史者。其表现为眶缘局部隆起的边缘不清的软性肿物,有波动感。肿物破溃,可见米汤样液体及干酪样沉淀物溢出,溢液中可查见结核分枝杆菌。形成的瘘管经久不愈。皮肤结核菌素试验阳性。X线及计算机体层成像检查可见眶骨破坏或骨硬化。组织病理学检查发现干酪坏死性肉芽肿。

2.泪腺瘘管

常开口在上眼睑外上方,瘘孔周围皮肤受瘘孔流出液的刺激而发生糜烂。如有继发感染可形成脓瘘,无骨质破坏。

(四)治疗原则

(1)应用广谱抗生素治疗。

(2)对脓肿及骨膜下积液行切开引流。

(3)清除坏死骨组织、切除瘘管。

三、眼球筋膜炎

眼球筋膜后起自视神经周围,向前至角膜缘附近。筋膜炎是发生在这层膜上及其囊内的炎症。眼外肌穿过筋膜,附着于巩膜表面,因此筋膜炎可有眼肌症状。临床上比较少见。一般分为浆液性和化脓性两种。前者多伴有风湿性关节炎、结节性动脉炎、红斑狼疮及复发性多发性软骨炎等全身免疫性疾病。后者多因眼球或邻近组织的化脓性炎症,或因局部外伤感染而引起,可伴有流行性感冒、肺炎或白喉等疾病。

(一)临床表现

1.浆液性

(1)多发生于双眼。

(2)发病急,进展较快。

(3)眼部疼痛,球结膜水肿、充血。

(4)如累及眼外肌,可有眼球运动障碍,且疼痛加剧。

(5)如发生于眼球后部,可有眼睑和结膜水肿,压痛较轻,轻度眼球突出,明显的眼球运动障碍。

(6)视力一般不受影响。

(7)超声扫描可发现眼球壁外弧形暗区。计算机体层成像扫描可见眼球壁增厚。

2.化脓性

(1)眼部疼痛、水肿、眼球突出及眼球运动障碍,均比浆液性眼球筋膜炎严重。

(2)多能查到原发化脓灶。

(3)可有视力下降。

(4)有时脓液积存于结膜下,可在眼前部结膜下看到黄白色脓点。

(5)可引起眶内脓肿或眼内炎症。

(二)诊断要点

(1)浆液性筋膜炎多为双侧,化脓性筋膜炎多为单侧。

(2)发病急,进展快,眼部疼痛,结膜水肿、充血,眼球运动受限。

(3)眼部超声检查可发现眼球壁外弧形暗区。

(4)计算机体层成像扫描可显示眼环增厚。

(三)鉴别诊断

眶蜂窝织炎为眶内软组织的急性化脓性炎症。起病急骤,出现发热、寒战、周身不适等全身症状;眶区疼痛,压迫眼球或眼球转动时疼痛加重。眼睑红肿、发硬、血管扩张。球结膜高度水肿,眼球突出,眼球运动障碍,严重者眼球固定。眼底视盘水肿、视网膜出血和静脉曲张。如累及视神经可发生视力减退及视神经萎缩。

(四)治疗

1.浆液性

全身及眼部应用糖皮质激素治疗,局部应用抗生素。

2.化脓性

以广谱抗生素治疗为主。局部可行热敷及其他对症治疗,脓肿形成及时切开引流。

四、眼眶结核

眼眶结核指结核分枝杆菌感染眶缘骨膜或眶内其他组织。分为原发和继发两种。原发者由结核分枝杆菌经血运至眼眶,继发者由鼻旁窦、眼球、泪腺或泪囊的结核直接蔓延而来。本病好发于儿童和青年人,外伤常为诱因。多发生在眼眶外上和外下部位,呈慢性过程,最终因皮肤破溃,形成瘘管,久治不愈。患者一般无活动性肺结核。

(一)临床表现

(1)结核性骨膜炎多发生于儿童的眶外上缘或外下缘。局部红肿,如波及眼睑可引起上睑下垂。

(2)病程进展缓慢,可达数周或数月。

(3)扣诊可发现骨膜肥厚、压痛。眶缘不整齐,可扪及边界不清楚的软性肿物,有波动感,可形成寒性脓肿,缺乏明显的充血水肿。

(4)肿物可破溃,溢出米汤样液体及干酪样坏死物。溢液中可发现结核分枝杆菌。破口可形成瘘管,屡愈屡破,增生大量瘢痕组织,愈合后皮肤与骨膜粘连,可引起睑外翻。

(5)成年人则可在眶内形成结核瘤。病变进展缓慢,初起有疼痛、溢泪,数月后出现眼球突出。位于眶前部的可扪及肿物,眶深部的可误认为炎性假瘤。可伴有眼球运动受限。常需行活检,以明确诊断。

(6)继发于眼球周围的结核,其原发病变更为明显,如泪腺肿大、泪囊炎或鼻旁窦炎。

(7)X 线或计算机体层成像检查可见眶骨破坏或骨硬化。

(二)诊断

(1)主要根据眶部改变,骨膜增厚,寒性脓肿。

(2)有瘘管形成,溢出米泔样液体,内有结核分枝杆菌。

(3)结核分枝杆菌素试验阳性。

(4)计算机体层成像检查显示眶骨破坏。

(三)鉴别诊断

1.眼眶部的其他感染

一般有红、肿、热、痛等急性炎症的表现。

2.泪腺瘘管

常开口在上眼睑外上方,瘘孔周围皮肤受瘘孔排出液的刺激而发生糜烂。如有继发感染可形成脓瘘。无骨质破坏。

(四)治疗原则

(1)抗结核药物治疗。

(2)手术切除腐骨及瘘管。

五、眶真菌性炎症

眶真菌性感染是指在人体抵抗力降低时,真菌引起眼眶感染。多种真菌均可侵犯眼眶,但较常见的是毛霉菌和曲霉菌。此类感染源于腭、鼻和鼻旁窦。毛霉菌感染常见于糖尿病、癌症及其他免疫功能低下的患者,病理学改变为组织坏死,对眼眶组织破坏性很大;曲霉菌感染常见于健康个体,病理学改变为炎性肉芽肿,病程较慢。但偶可见发生于免疫受损患者的暴发型,病理学改变为出现组织坏死。

(一)临床表现

1.可因病变的位置不同而异

眼眶前部感染时,眼球向对侧移位,并可扪及肿物,肿物与皮肤粘连。病变发生于眶后部的,出现眶尖综合征,视力减退,眼球轴性突出,眼内外肌麻痹,上睑下垂,结膜水肿,面部疼痛。

2.眼眶毛霉菌感染

常表现为眶尖综合征,引起眼外肌麻痹,眼球突出和视力下降。还可有视神经炎、视网膜炎、视网膜中央动脉和睫状动脉阻塞。患者还可能有鼻甲、鼻中隔、眼睑和面部皮肤坏死和结痂。

3.眼眶曲霉菌感染

早期无明显表现,眼球突出常为其第一特征,病变发生于眶前部者,眼睑肿胀、充血、隆起,皮下硬性肿物,不能推动,渐进性、非轴性眼球突出,眼球移位,向病变方向运动受限。累及视神经时引起视盘水肿,视网膜静脉曲张,视力下降。少数免疫功能受损患者可引起组织坏死及眶组织脓肿。

(二)诊断

(1)临床诊断困难,炎性肉芽肿内或脓液中发现真菌菌丝及真菌培养阳性明确诊断。

(2)计算机体层成像检查显示与鼻旁窦病变相连接的高密度块型,伴有骨破坏。

(三)鉴别诊断

(1)与其他原因引起的眶尖综合征相鉴别:本病的病理学检查可发现真菌菌丝。

(2)与其他原因引起的眼球突出相鉴别。

(四)治疗

(1)抗真菌药物长期治疗:如两性霉素 B、氟康唑及伊曲康唑等抗真菌药物合理应用,疗程一般在1~3个月。

(2)手术切除较大的肉芽肿组织。

六、眶梅毒

眶梅毒由梅毒螺旋体侵犯眼眶,发生眶骨、骨膜炎或树胶肿,均见于梅毒的第三期。本病已很少见。

（一）临床表现

（1）发生于眶缘的梅毒性骨膜炎多位于眶上缘，局部肥厚肿胀。疼痛和压痛，有时有三叉神经痛。

（2）眶后部骨、骨膜炎发生于眶顶，可有疼痛，夜间加重，有压痛。

（3）伴有树胶肿性浸润的可引起眼睑及球结膜水肿，眼球突出和眼球运动障碍。角膜感觉迟钝，常伴发虹膜炎、巩膜炎和视神经炎等。

（4）如病变累及视神经，会导致视力减退，视盘水肿、萎缩。

（5）病变侵犯眼外肌，则发生眼球转动受限及复视。

（二）诊断

（1）根据有不洁性病史和全身其他部位梅毒的临床表现，如下疳、皮疹等。

（2）梅毒血清学检查阳性。

（3）眶部疼痛，视力减退，眼球突出，眼球运动受限等。

（4）计算机体层成像检查显示骨膜肥厚，骨破坏，眶内软组织块影。

（三）鉴别诊断

眼眶结核：有结核接触或结核病史。如为眶结核，眶内软组织受累后引起无痛性、进行性眼球突出。如为眶结核性骨膜炎，则肿物可破溃，溢出米汤样液体及干酪样坏死物。

（四）治疗原则

驱梅治疗，青霉素及广谱抗生素均有效。

第二节　眼眶外伤

一、眶尖综合征

眶尖综合征常见于炎症、肿瘤和出血，眼眶外伤也可引起。

（一）概述

眼眶软组织挫伤出血、水肿和感染；锐器贯通伤直接损伤眶尖部各种结构；眶尖部肿瘤直接压迫。

(二)诊断

1.症状

(1)视力丧失:切割伤直接损伤视神经,或水肿、出血使眶尖部压力升高。

(2)眼部知觉障碍。

2.体征

(1)穿孔伤:眼睑皮肤或穹隆结膜可见穿孔伤痕。

(2)眶压升高:眶内出血或水肿引起,眼球突出。

(3)眼睑下垂及眼球固定:直接损伤眼外肌及其支配神经。

(4)眼底改变:早期视盘充血,静脉曲张;晚期视神经萎缩。

3.辅助检查

计算机体层成像扫描可见眶内不规则高密度区,波及眶尖部。如损伤海绵窦,形成颈动脉-海绵窦瘘,则见眼上静脉曲张。

(三)治疗

1.抗生素

预防感染。

2.脱水

20%的甘露醇静脉滴注,降低眶内压。

二、视神经损伤

视神经分为球内段、眶内段、管内段和颅内段。其中眶内段由眶脂肪围绕,不易受伤;管内段为骨性管腔,外伤时易受损伤。

视神经损伤分为原发性损伤和继发性损伤。原发性损伤是指在外力作用的同时,视神经受损伤。继发性损伤包括局部水肿、骨痂形成和蛛网膜粘连引起的晚期损伤。

(一)视神经球内段损伤

1.概述

多见于靠近眶缘附近的外伤,其外力作用点集中在眼球与视神经之间。可以是直接损伤,由于视网膜损伤延伸到视神经,引起视神经撕脱;也可以是间接损伤,直接损伤接近球壁。

2.诊断

(1)症状:视力下降,外伤后立即出现视力下降或丧失。

（2）体征。①瞳孔改变：瞳孔散大，直接对光反射消失或迟钝。②眼底改变：视盘周围有出血，视网膜中央动脉阻塞。视盘完全撕脱者，眼底可见一圆形凹陷，有出血。

（3）辅助检查。①荧光素眼底血管造影检查：显示睫状后动脉循环受损。②视觉电生理检查：视觉诱发电位波峰极小或消失。③影像学检查：发现率较低。超声可见视盘水肿。

3.治疗

（1）糖皮质激素：减轻炎性反应及组织水肿，减低血管痉挛的程度。可全身应用，也可球后注射。

（2）维生素类。

（3）其他：血管扩张药或高压氧治疗。

（二）视神经眶内段损伤

1.概述

视神经眶内段由于解剖，在眶内呈"S"形。其周围有眶脂肪和眼外肌，视神经外有软脑膜、蛛网膜和硬脑膜包裹，因此损伤机会少。在严重外伤时，可有视神经挫伤、水肿、出血和鞘膜下出血，甚至引起视神经撕脱或断裂伤。

2.诊断

（1）症状：视力减退。

（2）体征。①瞳孔改变：瞳孔大小基本正常，直接对光反射消失或迟钝，间接对光反射存在。②眼底改变：多正常，可有视盘水肿、视网膜出血。

（3）辅助检查。①视觉电生理检查：视觉诱发电位波峰减小或消失。②影像学检查：发现率较低。超声和计算机体层成像检查可见视盘水肿，视神经稍增粗。

3.治疗

（1）脱水：20％的甘露醇静脉滴注，降低眶内压。

（2）糖皮质激素：减轻炎性反应及组织水肿，降低血管痉挛的程度。

（3）止血剂：减少出血。

（4）必要时可行视神经鞘减压术。

（三）视神经管内段损伤

1.概述

视神经鞘在管内段与骨壁粘连，当有外力作用到视神经管，可引起视神经挫伤或撕裂伤。原发性出血包括视神经鞘或视神经实质内出血。视神经管直接骨折或前床突骨折压迫视神经。继发性损伤包括组织水肿、局部血管受压、血管栓塞、血管痉挛及血液循环不良引起的神经坏死。

2.诊断

(1)症状:视力减退,一般伤后很快出现视力障碍,少部分伤后1~2天逐渐视力下降。

(2)体征。①瞳孔改变:瞳孔大小基本正常,直接对光反射消失,间接对光反射存在。②眼底改变:早期正常,2~3周后出现萎缩。

(3)辅助检查。①视野改变:没有特异性。②视觉电生理检查:视觉诱发电位波峰减小或消失。③影像学检查:发现率较低。超声检查可见视盘水肿,视神经稍增粗。计算机体层成像检查可发现眶尖部、视神经管及前床突骨折。磁共振成像检查可见视神经断裂、管内出血等。

3.治疗

一般认为,自发性视力恢复仅是少数,多数需积极治疗。

(1)大剂量糖皮质激素。

(2)视神经管减压术:手术时间越早越好,根据情况可在伤后24小时到1周内进行。手术适应证:①额部外伤,迟发性视力丧失,而且接受大剂量糖皮质激素治疗无效;②最初大剂量糖皮质激素治疗有效,视力进步,而后视力又下降;③计算机体层成像检查发现骨折压迫视神经,磁共振成像检查发现管内或鞘内大量积血。

(3)其他治疗:脱水,20%的甘露醇静脉滴注,降低眶内压,血管扩张药、B族维生素及能量合剂和高压氧。

(四)视神经颅内段损伤

视神经在视神经管颅内口进入颅内后,硬脑膜离开视神经成为蝶骨骨膜。此段视神经没有骨膜固定,不易损伤。

三、眼眶骨折

交通事故和暴力多是眼眶骨折的原因。从外力作用方式可分为直接性或间接性。从骨折部位可分为眶缘骨折、眶顶骨折和爆裂性骨折。

(一)眶缘骨折

1.概述

战伤、斗殴及意外伤。致伤物以一定的力和速度作用于眶缘,引起眶缘骨折。

2.诊断

(1)症状。①外伤史:新鲜外伤可发现皮肤伤口及骨折片,陈旧外伤留有瘢痕、畸形。②眶内软组织损伤:多为挫伤,软组织挫伤引起眼球运动障碍及复视。视神经挫伤引起视力下降。③其他眶组织损伤:上眶缘可见眶上神经损伤,表现为前额部至发际内颅顶水平痛觉消失。眶内缘骨折同时可伴有泪小管、泪囊的损伤而出现溢泪和泪囊炎,内眦角畸形。眶下缘骨折多伴有眶下神经损伤,表现为面颊部、口唇及牙齿痛觉消失。

(2)体征。①软组织裂伤:致伤物在作用于眶部时,作用物的挤压和切割力的作用,肌肉和骨膜破裂。②粉碎性骨折:开放性骨折仔细检查伤口常见游离的骨折片。③眼球损伤:在眼眶外伤的同时眼球受损,由于作用力的大小不同,眼球损伤程度不同。④鼻窦损伤:鼻窦可与开放性骨折沟通,鼻出血及眶内和颅内气肿可见,可有继发感染。晚期愈合后,还可继发鼻窦黏液囊肿。⑤颅内损伤:眶上缘骨折可伴有硬脑膜裂伤、脑脊液外溢及脑脊液鼻漏,严重者可继发脑炎危及生命。

(3)辅助检查。①X线检查:可见骨折。②计算机体层成像检查:对诊断更有帮助,可显示眶缘骨折断裂或移位。

3.治疗

(1)开放性伤口的处理:立即行清创术。对于污染严重的伤口,用过氧化氢(双氧水)溶液冲洗,去除坏死组织及异物。

(2)探查术:清创术的同时行探查术。

(3)骨折的处理:对游离骨折片应去除,否则易形成死骨;连有骨膜的骨片应将其复位,如缝合骨膜仍不能将其复位,可用固定材料复位。复位不当,影响外观。

(4)鼻窦处理:上眶缘骨折额窦破裂,可以将额窦黏膜刮除,取真皮脂肪瓣、脂肪、肌肉或骨蜡填充,闭塞额窦。眶内缘骨折筛窦破裂时,筛骨纸板多与骨膜相连,将骨膜缝合后多可复位。如骨膜缺损较多,筛骨不复位可去除骨片。

(5)脑组织处理:以免形成脑脊液漏,脑内或硬膜下血肿,将伤口清洗,脱出的脑组织要清除。硬脑膜不完整时,可用阔筋膜或人工脑膜修补,尽量将骨折片复位,如不能复位,则行钛网眶顶重建。

(6)一般处理:破伤风及大量广谱抗生素预防感染,因开放伤口多有污染,容易发生感染。脱水剂用于严重脑组织损伤,为减轻组织水肿,给予20%的甘露醇静脉输入。止血药可视其情况给予。

第三节 眼眶肿瘤

眼眶肿瘤种类繁多,肿瘤可原发于眼眶组织,也可由邻近组织蔓延而来,或为远处的转移癌。

一、皮样囊肿和表皮样囊肿

皮样囊肿和表皮样囊肿是胚胎期表皮外胚层植入形成的囊肿,是一种迷芽瘤。多见于儿童,发生于青年人或成年人者多位于眶隔后的囊肿。囊肿由囊壁和囊内容物组成。皮样囊肿的囊壁为角化的复层鳞状上皮、毛囊和皮脂腺,囊腔含有脱落上皮、毛发及皮脂腺分泌物。表皮样囊肿的囊壁仅有表皮,囊腔内为角蛋白填充。

(一)临床表现

囊肿常位于外上或内上眶缘,增长缓慢,触诊为圆形肿物,表面光滑,无压痛,可推动,也可固定。囊肿如压迫眼球,可引起屈光不正;如侵蚀眶壁,可使眶顶或外壁缺损,并容易沿骨缝向颅内或颞窝蔓延。位于眶深部的囊肿,常表现为渐进性眼球突出并向下移位,偶尔囊肿破裂,引起严重炎症,颇似眶蜂窝织炎。

(二)诊断

根据病史及临床表现可做出诊断。超声图像多呈圆形或椭圆形,边界清楚,透声性强,可压缩,根据囊腔内容物的性质,内回声呈多样性。计算机体层成像检查可发现占位病变的形态和位置。

(三)治疗

必须采用手术摘除,应尽可能将囊壁去除干净。位于骨膜下者,囊壁刮除后用苯酚腐蚀,75%的乙醇中和,生理盐水冲洗,以免复发。

二、海绵状血管瘤

海绵状血管瘤是眶内较常见的良性肿瘤,多见于成年人。肿瘤多位于肌锥内或视神经的外侧,近似圆球形,紫红色,有完整包膜,切面呈海绵状,由大小不等的血管窦构成。

（一）临床表现

常表现为无痛性、慢性进行性眼球突出,突出方向以肿瘤位置而定,视力一般不受影响。位于眶前部的肿瘤,局部呈紫蓝色隆起。触诊为中等硬度的圆滑、可推动的肿物。眶深部肿瘤虽不能触及,但按压眼球有弹性阻力。位于眶尖者,可压迫视神经,引起视神经萎缩及脉络膜视网膜条纹。晚期可出现眼球运动障碍、复视。

（二）诊断

根据病史、临床表现,结合超声、计算机体层成像及磁共振成像影像检查多可确诊。

（三）治疗

对体积小、发展慢、视力好、眼球突出不明显者可观察。影响视力或有症状时,施行手术治疗。

三、横纹肌肉瘤

横纹肌肉瘤为儿童最常见的原发性眶内恶性肿瘤,大多在 10 岁前发病,平均发病年龄 7～8 岁。肿瘤发展快,恶性程度高,如得不到及时治疗,大部分患者于发病后 1～2 年死亡。

（一）临床表现

肿瘤好发于眶上部,也可见于球后或眶内其他部位,位于眶上部者常有上睑下垂,眼睑水肿,变色,眼球向前下方移位。如瘤细胞侵及皮下,可出现皮肤充血,肿硬,发热,眼球突出,可误诊为眶蜂窝织炎。如肿瘤侵及视神经和眼外肌,则视力丧失,眼球运动障碍。如不及时治疗,肿瘤可蔓及整个眼眶,累及鼻窦,甚至进入颅内。

（二）诊断

根据病史和临床表现,结合计算机体层成像、磁共振成像和 B 超等影像学检查,能明确肿瘤的部位和范围,计算机体层成像检查在儿童患者中如显示眶骨破坏则有助于诊断。

（三）治疗

以往治疗多采用眶内容剜出,目前已不再作为首选治疗手段,主要采用放射治疗和化学治疗相结合的综合治疗。通常放射治疗剂量为 45～60 Gy,疗程

6周。化学治疗采用长春新碱、环磷酰胺等药物,疗程1～2年。

四、眼眶血管瘤

(一)毛细血管瘤

1.概述

毛细血管瘤多见于婴儿时期,又名婴儿型血管瘤。多发生于皮肤和皮下组织,头颈部好发,临床常表现为眼睑肥大性的血管瘤。发生率为新生儿的1‰～2‰。多数可自发消退。

2.诊断

(1)症状:①最多发生于出生后3个月内,随后3个月增长较快。多数1岁后病变静止,可自发消退。②具有典型的眶周或眼睑皮肤的鲜红色软性肿物,且常伴头颈、口腔或躯干等部位的同类病变。③只发生于眶内者表现为眼球突出,不易与其他儿童时期眼眶肿瘤鉴别。

(2)体征:按发生部位和范围可分为表层、深层和混合三种类型。①表层毛细血管瘤:仅限于真皮层,位于眼睑皮肤,形状不规则,边界清楚,稍隆起,鲜红色,表面有小凹陷,形同草莓,故名草莓痣。②深层毛细血管瘤:侵犯眼睑深部和眶隔之后,眼睑肥厚或扁平隆起,呈蓝紫色,哭闹时增大,严重者可致上睑下垂,影响视觉发育。③混合型者同时具有前两者的临床表现。

(3)辅助检查。①超声检查:超声显示病变形状不规则,边界不清,内回声多少不等,强弱不一,可压缩。彩色超声多普勒检查具有一定特异性,可发现肿瘤内弥漫的点状彩色血流,并可探及动脉频谱。②计算机体层成像检查:病变可位于皮下、眼睑和眶内,呈高密度,形状不规则,弥漫生长,边界欠清,与眼球呈"铸造征"。③磁共振成像检查:T_1加权像为中信号,较眼外肌略低或等强度;T_2加权像为高信号,强度较眼外肌高,有时表现为信号混杂或斑驳状,增强明显。

(4)鉴别诊断。①横纹肌肉瘤:是儿童时期最常见的眶内恶性肿瘤,发病年龄较毛细血管瘤稍大,肿瘤生长迅速,几乎全部发生于眶内,眶周常可扪及质硬肿物,超声检查肿瘤内部有少量低弱回声,彩色多普勒超声检查可见肿瘤内粗大分支动脉血流。②静脉性血管瘤:青少年时期常见,发展缓慢,可急性出血。少数可见皮下紫黑色肿物,超声检查肿瘤呈多个低回声腔,形状不规则,磁共振成像检查显示瘤内液平面有助确诊。③绿色瘤:是发生于儿童时期的造血系统恶性肿瘤,病情发展快,可单侧或双侧眼眶发病,表现为眼球突出移位、球结膜充血水肿,眶压升高,血常规和骨髓常规检查发现异常可以确诊。④前部脑膜脑膨出:可为先天性眶骨缺损,或伴有神经纤维瘤病,特征为出生时或出生后不久内眦部鼻侧出现波动的、光滑的膨出物,或向外侧突入眶内而使眼球移位,轻轻压迫可将其压回颅内。肿物表面皮肤颜色正常,有时充血或表面血管扩张。超声检查显示为囊性病变,计算机体层成像检查可发现眶骨缺失。

3.治疗

毛细血管瘤因有自发消退倾向,应采用刺激或破坏性较小的治疗措施。

(1)糖皮质激素:病变范围较广泛,可口服泼尼松,1.5～2.5 mg/(kg·d),2周后逐渐减量,治疗14周(总量1 400～2 200 mg),约1/3患者可有显著改善。为避免全身用药的不良反应,可瘤内注射糖皮质激素,长效与短效激素混合使用效果较佳,注入量以不引起眶压升高为宜。可间隔4～6周反复注射。眶深部注射最好在全身麻醉下,在有经验的医师指导下进行,避免患儿哭闹和瘤内出血导致眶压升高。

(2)口服或局部涂抹普萘洛尔(心得安):普萘洛尔作为血管瘤的治疗用药是2008年由法国医师在治疗肥厚性心肌病合并血管瘤患儿时无意中发现的,鉴于普萘洛尔在治疗婴幼儿血管瘤方面疗效好,且不良反应轻,逐渐成为欧美国家和国内一些医疗中心治疗婴幼儿血管瘤,尤其是重症血管瘤的一线治疗药物。现有的经验显示:①治疗开始的年龄越小,疗效越好,但不推荐新生儿期用药;②用药剂量为1.0～2.0 mg/(kg·d),分2～3次服用;③有关普萘洛尔疗程的具体时间尚无确切规定,国外多在2～17个月,国内多在1～18个月,通常需要用药6个月以上,至血管瘤增生期结束或者瘤体消退不再生长。最常见的不良反应有心率减慢、四肢发凉、血压降低、腹泻、睡眠改变等。大部分不良反应的症状表现轻微,经对症支持治疗或降低剂量即可缓解。

(3)瘤内注射硬化剂:适用于皮下较小或表层肿瘤,常见硬化剂有5%的鱼肝油酸钠、50%的尿素、无水乙醇或沸水、平阳霉素等。深层注射可致严重并发症,表层注射皮肤易遗留瘢痕。

(4)冷冻和激光治疗:适用于表层病变。冷冻足板直接接触肿瘤1分钟,冻融两次。

(5)放射治疗:表层肿瘤用^{90}Si(锶)或^{32}P(磷)敷贴器直接接触肿瘤,治疗4～6次。深层病变用X射线或^{60}Co(钴)照射。但放射性白内障、骨发育迟缓等并发症比较严重,不建议使用。

(6)手术适应证:①保守治疗无效且病变较局限者;②肿瘤较大,上睑下垂,遮盖瞳孔,影响视力发育;③反复出血、感染的表层肿瘤控制感染后可切除,多需植皮;④外观畸形影响心理发育;⑤眶深部肿瘤、生长过快,需切除行病理学检查。手术需准备输血,多经眼睑或眶缘皮肤切口。较大的肿瘤可适量切除大部分瘤体,避免因切除过多导致外观畸形或功能障碍,残余肿瘤可采用瘤体内糖皮质激素或平阳霉素注射治疗。

(二)静脉性血管瘤

静脉性血管瘤最常见于青少年时期,是由成熟的静脉血管组成的血管畸形,伴有纤维和脂肪组织,并非真性肿瘤。

1.概述

静脉性血管瘤病因不明,有学者认为是由毛细血管瘤发展而来,即大部分患者的毛细血管瘤在人生长过程中自发消退,约有 25％患者虽然纤维增生较多,毛细血管退化不全,而发展为较大的静脉,形成血管纤维组织团块。但此血管瘤常为多发,多见于眼睑、头颈部及口腔黏膜下,有患者出生时或出生不久发现肿瘤,因而可能是胎生后期或出生后血管异常增生所形成的错构瘤。

2.诊断

(1)症状:①儿童和青少年时期发病,女性多于男性。反复眼睑皮下出血史,眼球突出可急剧加重也可逐渐缓解,反复发作。肿瘤表浅时可见结膜下或眶周紫蓝色肿物。身体其他部位的皮下或黏膜下可发生同类病变。②眼球缓慢进展性突出,一般无体位性,肿瘤体积较大或引流血管较粗大时,可有轻微体位性。③肿瘤还可侵犯结膜下及眼睑、额部、颞部皮下,甚至眶周骨质等,出现相应症状。

(2)体征:①眼球突出可突然加重,伴有结膜水肿和充血,皮下或结膜下淤血,是由瘤内出血或血栓形成的活塞作用所致,可反复出血。②眶周扪及中等硬度或软性肿物,呈紫蓝色,表面光滑,无压痛,低头时肿物体积可轻度增大或无变化。

(3)辅助检查。①超声检查:肿瘤形状不规则,边界不清或不光滑,内回声多少不等,可见多个片状无回声区。探头加压,无回声区缩小或闭锁。约有 1/4患者可探及静脉石,数量不等,表现为强回声光斑及其后部声影。标准化 A超可见肿瘤内高低不等的反射波峰间有长短不等的平段,平段表示积血区。彩色超声多普勒检查可探及静脉血流信号或血流缺如。②计算机体层成像检查:肿瘤形状不规则,边界不清,边缘多不光滑,密度均质或不均质,部分患者可发现数量不等的静脉石,呈圆形高密度影。如有出血,肿瘤与眼球可呈"铸造征"。③磁共振成像检查:信号成因复杂,与瘤内出血时间、瘤内液体成分、纤维间质多少有关,T_1加权像、T_2加权像都可呈低、中或高信号,不均质,表现为大小不等的弥漫的泡沫状影,瘤内出血沉淀可显示液平面。

(4)鉴别诊断。①静脉曲张:多数成年发病,因导血管明显粗于静脉性血管瘤而得名。特征是端坐时眼球内陷,低头时眼球突出。影像学检查可发现病变加压前、后体积明显不同。②横纹肌肉瘤:静脉性血管瘤瘤内急性出血,需与生长较快的横纹肌肉瘤鉴别,后者行彩色多普勒超声检查可发现分支状动脉频谱。③炎性假瘤:当静脉性血管瘤瘤内急性出血时,眼球突出可突然加重,需要与发生于儿童期的炎性假瘤鉴别,后者超声为弱回声,内部缺乏管腔状无回声区。彩色超声多普勒检查均显示丰富的彩色血流和动脉频谱。静脉性血管瘤可见管状无回声区,且可压迫闭锁,无或有彩色血流,为静脉性频谱。

3.治疗

(1)手术治疗:此类病变手术相对较困难,根据肿瘤位置和大小决定手术入路。因肿瘤无边界,包膜菲薄,粘连严重,发现肿瘤后应钝性分离,尽量使肿瘤减少破损,注意保护肌肉、神经等正常结构。侵犯眶尖、包绕视神经等重要结构的肿瘤可部分切除。术毕彻底止血,必要时放置引流条,缝合睑裂。

(2)放射治疗:对于不能完全切除的肿瘤可试行 X 刀或 γ 刀治疗。

(3)保守观察:症状不严重或病变较小者,包绕视神经等重要结构者,可观察随诊,注意避免剧烈活动或外伤。

第四节　眼睑闭合不全

正常的人,眼睑可以自由关闭,以保护角膜,特别是在晚上睡觉时,眼睑始终是闭合的。当眼睑不能完全闭合,使部分眼球暴露于睑裂之外者称为眼睑闭合不全,也称兔眼。

一、病因

引起眼睑闭合不全的原因如下。

(1)凡是有眼睑外翻的患者都有闭合不全。

(2)面神经引起的面瘫,造成下眼睑松弛下坠,患面瘫的患者除眼睑闭合不全,还有口角㖞斜,咀嚼功能障碍等症状。

(3)眼球突出,如大眼球、葡萄肿、眼眶内肿痛、眼眶蜂窝织炎等。

（4）Graves 病，此类患者多因眼眶内组织增生，眼眶压增加，使眼球向前移位，造成眼睑不能闭合。

（5）昏迷衰竭的患者，眼眶匝肌功能性减弱，也可造成眼睑闭合不全。

（6）生理性闭合不全者，如有一些正常人晚上睡觉时可以睁开眼睛睡觉，这类人是眼轮匝肌功能欠佳的表现，但对眼球无大碍，因晚上睡觉时，眼球是上转的（称 Bell 现象）。

（7）先天性眼睑缺损，上睑下垂矫正术后也可造成眼睑闭合不全。

二、临床特点

眼睑闭合不全对眼球的危害极大，分为以下几种情况。

（1）造成角膜干燥，形成暴露性角膜炎。角膜上皮脱落，形成溃疡和瘢痕，严重时影响视力。

（2）使泪小点不能接触泪湖，破坏眼球与眼睑之间正常的毛细管虹吸作用，引起一定程度的溢泪。

（3）可以明显影响患者的美观。

三、治疗

（1）首先要祛除病因，尽快恢复眼睑闭合功能，以保护眼球免受空气、尘埃及异物的侵犯。

（2）保持眼球湿润，避免结膜、角膜干燥，维持眼的正常视功能。

（3）对面神经麻痹、组织缺损的患者应尽早进行手术矫正。

（4）对眼球突出的疾病，如 Graves 病引起的恶性突眼，应尽早行提上睑肌延长术和苗勒氏肌切除术，必要时可行眼眶减压术或眼睑缘缝合术。

（5）暂时无条件进行手术的患者，应用眼膏、滴眼液滴眼，或制造"湿房"以保护角膜。

第五节　上　睑　下　垂

眼睑能不停地关闭与睁开是由依赖眼睑深部的受动眼神经支配的提上睑肌及受交感神经支配的 Müller 平滑肌来共同完成的。当提上睑肌和 Müller 平滑肌功能不全或丧失，可使上睑呈部分或全部下垂。轻者遮盖部分瞳孔，严重时可将全部瞳孔遮盖,不但影响视力和美观,长此以往还会造成遮盖性弱视。有上睑下垂的儿童,常紧缩额肌借以抬高上睑缘的位置,露出瞳孔,克服视力障碍。结果造成额部皮纹加深,眉毛抬高,以小老头的面貌出现;双侧眼睑下垂的儿童,为了增加视野范围,常有头部后仰视物的特殊姿态。上睑下垂可以是单侧或双侧,也可以是先天性或后天性,病因复杂。

一、先天性上睑下垂

主要是由提上睑肌或动眼神经发育不全所致,单纯上睑下垂仅提上睑肌发育不全,占上睑下垂的大多数。少数因动眼神经核发育不全,除上睑下垂外,还有眼球上转动能受限,给上睑下垂手术治疗带来困难。有一定遗传性,可为显性或隐性遗传。

(1)单纯性上睑下垂:一般为双侧性,但也有单侧性。由于提上睑肌与上直肌在发育过程中密切相关,因此部分患者伴有眼球上转功能受限。

(2)上睑下垂合并内眦赘皮、小睑裂、鼻梁低平:如睑裂狭小综合征。

(3)Marcus-Gunn综合征:多为单侧。当咀嚼或下颌向健侧移动时,下垂上眼睑可上提,眼睛可睁大。原因不清,可能为三叉神经翼外神经部分与提上睑肌神经核有额外联系,或三叉神经与动眼神经周围发生运动支联系有关。

(4)上睑下垂伴其他眼外肌:如下斜肌麻痹或动眼神经麻痹。

二、后天性上睑下垂

该病可能为眼睑本身的疾病,全身性或者神经系统疾病。

(一)机械性上睑下垂

机械性上睑下垂为眼睑本身病变。如重症沙眼、眼睑外伤、眼睑肿瘤及炎性水肿等。

(二)肌源性上睑下垂

肌源性上睑下垂多见于进行性眼外肌麻痹或重症肌无力。进行性眼外肌麻痹多为双侧,常伴其他眼外肌麻痹。新斯的明局部注射后症状缓解可明确诊断。

(三)神经源性上睑下垂

动眼神经核、大脑皮质或交感神经麻痹(如 Horner 综合征),除上睑下垂外,多伴有相应的支配区域运动障碍。

(四)假性上睑下垂

眼睑结构变化,如眼球摘除术后、小眼球、眼球萎缩、眼球内陷及老年人眶脂肪萎缩等。这些疾病患者缺乏对上睑的正常支持而引起下垂。

（五）全身性疾病所引起的上睑下垂

该病可见于甲状腺功能减退及部分糖尿病患者中。

三、上睑下垂治疗

对先天性单纯性上睑下垂者手术矫正效果较好；对后天性单纯性上睑下垂者应针对病因治疗，不宜盲目手术。对动眼神经核发育不良，同时有眼球转动障碍者不宜手术，因手术难度大，术后易发生复视，给生活带来影响。

（一）上睑下垂程度分类

1.根据下垂量判断肌力

（1）正常：上睑缘位于上角膜缘下 1～2 mm。

（2）轻度：上睑缘遮住瞳孔 1～2 mm。

（3）中度：上睑缘遮住瞳孔 2～3 mm。

（4）重度：上睑缘遮住瞳孔 3～4 mm。

2.以睑裂高度判断肌力

（1）正常：睑裂高度为 13～16 mm。

（2）轻度：睑裂高度为 7～10 mm。

（3）中度：睑裂高度为 4～7 mm。

（4）重度：睑裂高度为 0～3 mm。

（二）手术时机的选择

1.先天性重度上睑下垂

先天性重度上睑下垂可于 1 岁以后手术矫正，但最迟不宜超过 3～5 岁。对于小儿的重度上睑下垂，上睑遮住瞳孔容易造成弱视，或形成皱额、耸眉、头部后仰等特殊姿势，一旦养成很难矫正，应该尽早给予手术，一般选择在 3 岁左右手术为好。因为 3 岁以前小儿各部分组织尚未发育完全，容易导致手术失败，针对这种儿童，可先选择额肌悬吊将瞳孔露出，使患儿能正常视物，待患儿的年龄到学龄期时再选择提上睑肌缩短术或额肌瓣矫正术。

2.先天性中或轻度上睑下垂

若无弱视，可以接受局麻手术；若合并弱视，则宜于学龄前行手术矫正。

3.Marcus-Gunn 综合征

由于可能自行减弱，因此可于青春期后手术治疗；若合并弱视则于学龄前矫正。

4.外伤

可待患者病情稳定1年以后手术矫正。

5.重症肌无力和麻痹性上睑下垂

手术时机一般至少应该药物治疗1年,再观察半年,如无恢复肌力的可能,才能选择手术治疗方式。

(三)手术方式的选择

上睑下垂矫正手术可以分为3类。

(1)加强提上睑肌功能使眼睑抬高,达到矫正的目的。提上睑肌缩短徙前术。提上睑肌缩短徙前术的优点在于它未破坏眼睑和眼肌的解剖位置,术后眼睑处于自然位置,双眼容易对称,睑裂高度容易调整;术后眼睑闭合较好,不容易发生暴露性角膜炎。但是这种手术要求提上睑肌必须有一定的肌力,无肌力者手术效果欠佳。其术式包括:①提上睑肌腱膜折叠加节制韧带悬吊术;②提上睑肌腱膜复位术;③提上睑肌缩短术+前徙术。

一般情况:缩短5 mm,矫正1 mm,前徙1 mm,矫正1 mm。

特殊情况如下。①重度:缩短6 mm,矫正1 mm。②中度:缩短5 mm,矫正1 mm。③轻度:缩短4 mm,矫正1 mm。④睑板:切除1 mm,增加5 mm肌肉缩短量。

(2)借助额肌和上直肌的牵引力量,提高眼睑。但这类手术的缺点是不合乎解剖生理要求,它是用尼龙线或阔筋膜将眼睑直线向上牵拉,与提上睑肌作用方向不一致,因此在术后的最初阶段有闭合不全的表现,形态也欠满意。对于提上睑肌没有肌力的重度上睑下垂,此类手术还是有效的。对于用上直肌的力量带动眼睑上抬的手术,目前已很少用,因容易产生复视,给患者生活带来不便,还会造成不必要的医疗纠纷。其术式如下。①额肌悬吊术:双方形和"W"形缝线悬吊术,适用于小儿过渡期手术。②额肌腱膜瓣悬吊术:额肌有力者、重度上睑下垂。③阔筋膜及异体巩膜悬吊术:重度上睑下垂,提上睑肌缺失或无力,外伤所致提上睑肌撕裂。

(3)增强Müller肌力量:经典术式为睑板-结膜-Müller肌切除术。通过缩短Müller肌增强其力量以提高上睑。该术式仅适用于轻度上睑下垂,腱膜性上睑下垂及Honer综合征等患者。

(四)术后并发症

上睑下垂矫正的并发症比较多,常见的有:①术后矫正过度或矫正不足;

②3 个月以前多有闭合不足,暴露性角膜炎;③双眼双重睑高度不一样,瞬目反射迟缓;④眼睑弧度有一定畸形,使双重睑高度产生双眼不对称眼球上转不协调等情况。根据不同情况做相应处理,同时应在术前给患者解释清楚,与患者沟通思想,达到相互理解的目的。

第六节 眼睑充血、出血与水肿

一、眼睑充血

眼睑充血可因眼睑皮肤的炎症、睑腺炎症、睑周围组织炎症的蔓延,虫咬、化学物质刺激、物理性刺激,如热、辐射等均可造成。睑缘充血为睑缘炎、屈光不正、眼疲劳、卫生条件差等均可引起。充血一般为亮鲜红色。

暗红色的充血为血液回流障碍,凡是血液回流障碍的疾病均可引起,常同时伴有眼睑水肿。

根据发病的原因治疗。

二、眼睑出血

造成眼睑出血的全身原因,如咳嗽、便秘、高血压动脉硬化、败血症、有出血素质者、胸部挤压伤等。一般出血较局限。

局部原因造成的眼睑出血多为外伤,可以由眼睑直接外伤引起,也可以由眼眶、鼻外伤或颅底骨折引起,出血渗透到眼睑皮下,可以沿着皮下疏松的组织向四周蔓延,一直跨过鼻梁侵入对侧眼睑。严重的是由颅底骨折所致的出血,一般沿着眶骨底部向鼻侧结膜下和眼睑组织渗透,多发生在受伤后的数天。眶顶骨折所致的出血沿提上睑肌进入上睑,眶尖骨折沿外直肌扩散,眶底骨折出血进入下睑。

随血量的多少,出血可为鲜红色、暗红色、紫红色或黑红色。

治疗方法如下:①少量浅层出血无须治疗,数天后可自行吸收。②出血多时,于当时立即做冷敷以停止出血,同时可使用止血药物如酚磺乙胺、维生素 K、止血芳酸、三七粉或云南白药等。数天后不再出血时可做热敷促进吸收。③用压迫绷带包扎。④有眶顶、眶尖、颅底骨折时需请神经外科会诊,治疗。

三、眼睑水肿

眼睑水肿为眼睑皮下组织中有液体潴留,表现为皮肤紧张、光亮感。

(一)炎性水肿

为局部原因,眼睑炎症或附近组织炎症,如眼睑疖肿、睑腺炎、睑皮肤炎、泪囊炎、眶蜂窝织炎、丹毒、严重的急性结膜炎、鼻窦炎等。眼睑皮肤肿、红,局部温度升高,有时有压痛,可伴有淋巴结肿大,严重者全身畏寒、发热。

(二)非炎性水肿

为血液或淋巴液回流受阻。局部原因见眶内肿物。全身性疾病见于心病、肾病、贫血,非炎性者皮肤色为苍白。

均应根据病因进行治疗。

第七节　眼睑皮肤病

一、病毒性感染

(一)眼睑热性疱疹

1.病因

热病性疱疹又称单纯疱疹,是由单纯疱疹病毒Ⅰ型感染所致。常发生在流感、发热、肺炎等呼吸道感染同时有眼睑疱疹出现。

2.症状

(1)自觉局部症状轻微,有痒及灼热的症状。

(2)典型的病损在红斑的基础上有成簇的粟粒或绿豆大小的水疱、壁薄、潴留液,破溃后形成糜烂或小溃疡,结痂、痊愈后不留瘢痕或留有暂时性色素沉着,常同时在口唇、鼻翼旁出现同样的病损。

(3)全身可有热病性传染病的症状。

(4)本病有自限性,一般1～2周可自愈,无免疫性,可再发。

3.治疗

(1)局部滴用阿昔洛韦滴眼液和涂以眼药膏或碘苷(idoxuidine IDU,疱疹净)滴眼液。

（2）有继发感染时可酌情加入抗生素。

（二）带状疱疹

1.病因

带状疱疹由水痘-带状疱疹病毒引起，初次感染表现为水痘，常见于儿童。以后病毒长期潜伏于脊髓后根神经节内。当机体抵抗力下降、免疫功能减弱或某种诱发因素致使水痘-带状疱疹病毒再度活化，侵犯三叉神经第 1 支或第 2 支而引起眼睑带状疱疹。本病无免疫，当机体抵抗力再度下降，可再发病。

2.症状

（1）发病前可有发热、倦怠、食欲缺乏等前驱症状。

（2）病初起时在患侧三叉神经分布区发生皮肤灼热、神经痛，疼痛往往年龄越大，疼痛越重。有时剧烈难忍，疼痛可发生于皮疹出现前或与皮疹同时发生，疼痛常持续至皮疹完全消退，甚至持续数月、数年。

（3）皮疹病损在红斑基础上群集粟粒至绿豆大小水疱，有的中央有脐窝，水疱内容物清，严重时呈血性，水疱彼此融合，可发生坏死溃疡，皮疹多发生于三叉神经第 1 支支配区，第 2 支较少。发病为单侧是本病的特点，不越过鼻中线呈带状分布，向上达前额、头皮，侵犯鼻睫状神经时可并发角膜病变和虹膜睫状体炎，偶有眼肌麻痹。

（4）不发生坏死溃疡者，水疱干瘪、结痂、遗留色素沉着；发生坏死溃疡者则留永久性瘢痕。

3.治疗

（1）局部用药：红斑水疱可用炉甘石洗剂、阿昔洛韦滴眼液或碘苷滴眼液，糜烂坏死用 0.1% 的雷夫奴尔湿敷，外用阿昔洛韦软膏或用喷昔洛韦乳剂每天 4～5 次，早期外用明显减少带状疱疹后神经疼痛的发生。

（2）全身用药：阿昔洛韦 200～800 mg，口服，每天 5 次，连服 10 天，有阻止病毒繁殖、缩短病程、减少神经痛的作用。严重的患者可静脉滴注阿昔洛韦，每千克体重 5 mg，每 0.5 mg 加入注射用水 10 mL，充分溶解、摇匀，再用生理盐水或 5% 的葡萄糖液稀释到至少 100 mL，滴注不少于 1 小时，每天 3 次，连用药 10 天，或注射重组人干扰素 α-2a。但此两种药合用要慎重。也可用调节免疫功能药物如转移因子皮下注射，1～2 支/次（每支 2 mL），1 周或 2 周 1 次。

（3）激素类药物：在足够剂量的阿昔洛韦治疗下，患者在 3 天内口服泼尼松可减轻炎症及神经痛，初始剂量每天 30～40 mg，隔天递减，10～12 天撤完。

（4）神经营养药及止痛药：可注射维生素 B_1、维生素 B_{12}。疼痛剧烈可口服索米痛片等。

二、细菌性感染

(一)毛囊炎

1.病因

毛囊炎是由金黄色葡萄球菌感染毛囊引起的炎症。

2.症状

(1)自觉痒痛,好发于年轻人,面部皮肤也有散发的毛囊炎。

(2)粟粒大的丘疹,顶端化脓呈小脓疱,不融合,破后有少量脓血、无脓栓,愈后不留瘢痕。

3.治疗

(1)外用消炎止痒药物,也可外用林可霉素溶液或 0.2%的碘伏。

(2)早期可用超短波治疗。

(3)根据病情可适当给予抗生素。

(4)反复发作的患者,应检查有无糖尿病、贫血等全身性疾病。

(二)眼睑疖肿和脓肿

1.病因

眼睑疖肿和脓肿是由金黄色葡萄球菌侵犯毛囊深部及周围组织引起皮肤炎症,发病与体质有关,与皮肤不洁、多汗和搔抓也有关系。

2.症状

(1)自觉灼热及疼痛明显。

(2)眼睑皮肤红肿、有硬结、触痛显著,严重时有发热、全身不适,数天后顶部发黄,疼痛加剧,耳前淋巴结肿大、压痛、破溃后有脓血流出。眼睑疖肿有脓栓(甚至有数个脓栓及多房性脓肿称为痈)。周围组织坏死形成腔隙,以后深部有肉芽组织充填,愈合后结瘢痕。

(3)睑部疖肿和脓肿受挤压后因睑及面部静脉无瓣,脓液有可能进入血液形成海绵窦脓栓,甚至脑脓肿、脓毒败血症等危及生命。

3.治疗

(1)局部治疗:早期热敷,超短波可缓解炎症、止痛。外用鱼石脂软膏。

(2)全身治疗:全身用抗生素首选耐青霉素类葡萄球菌感染的药物,如苯唑西林肌内注射4~6 g/d,分 4 次给药,或氯唑西林 2 g/d,肌内注射或口服每次0.5 g,每天 4 次,或用头孢菌素类肌内注射或静脉滴注,如患者对青霉素类过敏可用林可霉素 0.6 mg 肌内注射,每天 2 次(注意肾功能),或肌内注射克林霉素 0.6 mg,分 2~4 次用(对林可霉素过敏者禁用)。因金黄色葡萄球菌对多种抗生素耐药,严重的患者在用以上药物均无效时,才可使用万古霉素,成人每次 500 mg,静脉滴注,每 8 小时 1 次。

(3)严禁挤压病变区。

(4)化脓后切开排脓,有脓栓者可用镊子轻轻取出,切口内放置引流条,每天换药,待脓汁排净后才可取去引流条。

(三)眼睑丹毒

1.病因

眼睑丹毒为 β 型溶血性链球菌引起的急性眼睑皮肤炎症。多有皮肤轻微的损伤,细菌侵入感染由眼睑丹毒可扩散至面部,也可由面部丹毒引起眼睑丹毒。

2.症状

(1)发病前有畏寒、全身不适,继之发热。

(2)皮肤表面略高于皮面的红色水肿性斑,表面紧张发亮,边界清楚。严重者可有水疱、压痛明显、局部皮肤温度升高。

(3)淋巴结肿大,遇寒冷或外伤可在原病灶复发。

3.治疗

(1)超短波、红外线有缓解炎症、止痛作用。

(2)局部用药:呋喃西林湿敷,外用抗生素软膏。

(3)全身用药:首选青霉素 400 万~800 万 U 静脉滴注,或用头孢菌素类滴注,也可用红霉素 1~1.5 mg 静脉滴注,或用头孢菌素 V 6 mg 静脉滴注,也可用阿奇霉素 0.5 mg,口服,每天 1 次,用药 5~7 天。

三、过敏性皮肤炎

(一)接触性皮炎

接触性皮炎是指皮肤接触外界某种物质后主要在接触部位发生炎症反应。引起本病的物质主要是化学性物质,根据发病机制可分为变态反应性接触性皮炎及刺激性接触性皮炎(能造成直接损伤,任何人接触均可发病,如强酸、强碱等,不属于过敏范畴,故不赘述)。

变态反应性接触性皮炎是由于接触变应原后引起第Ⅳ型变态反应,致敏原多为小分子化学物质,本身多无刺激性,作用于皮肤后使少数具有特异性过敏体质的人发病,一般初次接触并不立即发病,而需要数小时或数天或更长时间的潜伏期,或反复接触后才发生接触性皮炎。

1.致敏原

常为化工原料、染料、化妆品、洗涤剂,药品如碘、汞、磺胺类、丁卡因、普鲁卡因、抗生素、阿托品、毛果芸香碱或配制药品的赋型剂等。此外,染发剂、乌发剂中的对苯二胺是较常见的致敏原。

2.症状

(1)发病前有接触化学物质的历史。自觉眼睑或眼睑附近的皮肤有剧烈的痒感、烧热感。全身症状不多,染发液或洗发水引起的皮炎伴有头皮剧痒(又称染发性皮炎)。

(2)发病急,轻者眼睑皮疹为红斑、稍水肿或有粟粒大小密集的红色丘疹;重者红斑肿胀,密集丘疹、水疱,甚至大疱、糜烂、渗出。临床上症状单一。

(3)一般皮肤的炎症仅限于接触部位,境界清楚,但可由于搔抓或渗液流出带到其他部位,而引起该处同样的炎症反应。

(4)发病有一定的潜伏期,多于1~2周可痊愈,痊愈后再接触再发病。

3.治疗

(1)局部用药:红斑可用炉甘石洗剂(注意勿进入眼内),水疱、渗液用4%的硼酸水冷湿敷。如有继发感染可用0.05%的呋喃西林冷湿敷,涂以1%的氢化可的松霜,每天2~3次,渗液可涂40%的氧化锌膏。

(2)全身用药:口服抗组织胺药如氯苯那敏4 mg,每天3次,或去氯羟嗪25 mg每天3次。为防止药物引起嗜睡、困倦,可用特非那定60 mg,每天2次,或仙特明10 mg,每天1次,睡前服。

(3)激素类药物:病情严重者可酌情用泼尼松,每天30~40 mg,炎症控制后在2周内撤完。

(4)病情严重也可静脉注入10%的葡萄糖酸钙10 mL,每天1次,或5%的葡萄糖内加入维生素C 2~3 mg,每天静脉滴注1次。

(5)有继发感染时可全身用抗生素。

(6)不能确诊变态反应原者,可于皮炎痊愈后作皮肤斑贴试验,寻找变应原,避免再次接触。

(二)眼睑湿疹

眼睑湿疹是一种常见的与过敏有关的皮肤病。发病原因比较复杂,致敏原往往不易查清。眼睑湿疹可单独发病,也可是面部或全身湿疹的一部分。

1.症状

(1)自觉瘙痒剧烈,婴幼儿可以是身体他处有湿疹,同时眼睑有湿疹,有时夜间难以入睡,哭闹、烦躁,常搔抓。

(2)皮疹以潮红的丘疹及小水疱为主,严重时渗出、结痂,局限性皮疹境界不清楚,皮疹不断向外扩展,周围有散在的丘疹水疱,治愈后有反复发作及慢性化的倾向。

(3)慢性泪囊炎或结膜炎分泌物的刺激引起的皮炎为暗红色或棕红色斑,融合增厚呈苔藓样改变;表面有脱屑、抓痕及血痂,表现为湿疹的慢性期改变;分泌物中的酶为致敏因素。

2.鉴别诊断

变态反应性接触性皮炎应与急性湿疹鉴别。前者病变多局限于接触部位,皮疹形态单一,境界清楚,病程是急性经过,去除接触性病因后,易治愈或自愈。再接触再发病。

3.治疗

(1)局部用药:与接触性皮炎相同,如有慢性泪囊炎、结膜炎,应及时治疗。

(2)全身用药:使用抗组织胺药同接触性皮炎,影响睡眠可给镇静,如氯丙嗪、盐酸羟嗪26～30 mg,睡前服,或口服地西泮。

(3)严重者可静脉给10%的葡萄糖酸钙10 mL加维生素 C 0.5 mg,每天1次,一般不主张用激素类药物,合并感染可用抗生素。

四、其他

(一)眼睑血管神经性水肿

1.病因

眼睑血管神经性水肿又称巨型荨麻疹,原因不明,主要由于血管运动系统不稳定,有人认为与过敏、内分泌、毒素有关。

2.症状

(1)慢性血管神经性水肿影响皮下组织,形成绷紧的、圆形、非可凹性、边界不清楚的荨麻疹,表面皮肤正常,不痒。

(2)突然发病,持续几天或几周,周期性、无规律、无原因反复发作,有时每月1次,有时清晨,有时持续几年。

(3)发作几年后产生永久性组织增厚,组织学类似慢性炎性渗出和增生,有时有色素增生,重复发作几年后皮肤和皮下组织形成可悬垂的皱褶。

3.治疗

假使找到病因,按原因治疗,消除病灶。

(二)眼睑皮肤弛缓症

1.原因

眼睑皮肤弛缓症原因不明。

2.症状

(1)以慢性复发性水肿为特点,男女同样发病,主要是青年人,特别是青春期,为双侧性。

(2)疾病开始常不被注意,上睑间歇性、周期性水肿,发作持续1～2天,无痛,但皮肤稍发红,类似血管神经性水肿。

(3)以后发作变得频繁,皮肤变薄,产生永久性改变,皮肤松弛,如囊状悬垂达睑缘,其至遮盖睫毛。

(4)皮肤随着下垂出现深的皱纹,变红棕色,更进一步发展到眶隔松弛,眶脂肪进入松弛的眼睑皮下,加重皮肤下垂,睑裂变窄。

3.鉴别诊断

老年性眼睑皮肤松垂,随着年龄的增长而松弛,无复发性水肿。

4.治疗

无特效方法防止复发,切除过多的皮肤,结合面部皮肤整容。

第八节　眼睑肿瘤

眼睑肿瘤可分为良性和恶性肿瘤两大类。良性肿瘤有色素痣、黄色瘤、皮脂腺囊肿皮样囊肿、血管瘤、乳头状瘤等;恶性肿瘤有基底细胞癌、鳞状细胞癌、眼睑恶性黑色素瘤、睑板腺癌等。

一、色素痣

(一)概述

出生时即有,婴儿期生长较快。

(二)诊断

成年期渐趋静止。少数在青春期出现。

1.临床表现

色素痣多见于外眦部睑缘,表面扁平或稍隆起,色泽及大小不一。表面平滑、不隆起、没有毛发生长者称为斑痣;高出皮肤表面,其上有毛发生长者称为毛痣;在睑缘上突起,呈乳头状,色较黑,呈米粒或豆大者称为乳头状痣;分占上、下睑各半,闭眼时合二为一者称为分裂痣。在外来刺激下也可恶变。

2.检查

仔细检查眼睑局部情况。必要时进行活组织病理学检查以助确诊。

(三)治疗

一般无须治疗。一旦近期生长迅速,色素加重,表面粗糙,兼有出血倾向时,应警惕恶变可能,尽早手术切除,并做病理学检查。切除范围应包括其周围部分的正常皮肤。

二、黄色瘤

(一)定义

黄色瘤是指发生于眼睑的黄色扁平斑瘤。原因不明,一般认为与脂肪代谢障碍有关。多见于原发性高脂血症及继发性高脂血症。

(二)诊断

1.临床表现

老年女性上睑内侧多见,呈对称性分布。淡黄色、圆形或椭圆形、质软、扁平,稍隆起于皮肤面。生长缓慢,有的是静止性的,但并不自行吸收消失,无任何不适。

2.检查

仔细检查上、下睑内侧皮肤。

(三)治疗

无须治疗。为美观,可手术切除或用二氧化碳冷凝。

三、皮脂腺囊肿

(一)定义

皮脂腺囊肿又称粉瘤,是较多见的眼睑良性肿瘤,生在眼睑者其特征与身体其他部位者相同。

(二)诊断

皮脂腺囊肿为一隆起的硬结,黄豆至蚕豆大小,位于浅层皮下,与皮肤紧密粘连,囊肿内容物为一种如豆渣样皮脂变质物质。常可继发感染而成急性炎症表现。也可自发破溃排出内容物。

(三)治疗

手术完整切除囊肿,囊壁残留有时可复发。

四、皮样囊肿

(一)病因

皮样囊肿属先天发育异常,儿童多见。

(二)诊断

1.临床表现

多见于上睑外侧皮下,大小不一、圆形或椭圆形、表面光滑、边界清楚、质软的肿块。与皮肤无粘连,但可与骨膜黏附。内含软骨、毛发、牙齿、腺体及脱落上皮等,周围有囊膜。

2.检查

以局部检查为主,生长于上睑内侧的囊肿,需与脑膜膨出鉴别。

(三)治疗

手术切除。

五、血管瘤

(一)定义及分型

眼睑血管瘤是先天性血管组织发育畸形。可分为毛细血管瘤、葡萄状血管瘤和海绵状血管瘤 3 种类型。

(二)诊断

1.临床表现

(1)毛细血管瘤:最多见。出生时或出生后不久发生,迅速生长,至 7 岁时常自行退缩。扁平或稍隆起,无痛,边界清楚。发生在表浅皮肤者,呈鲜红色,称为草莓痣。深部者为浅蓝色或暗紫色,有海绵质感,用玻璃片压之均可褪色。

(2)葡萄状血管瘤:又称火焰痣,为扁平、紫红色的血管病变,常见于单侧三叉神经第 1 支或第 2 支的分布区域。先天性,与生俱有,无自发性退化,用玻璃片压之不褪色。常与 Sturge-Weber 综合征有联系。此综合征具有以下特点:①单侧广泛的面部皮肤及黏膜毛细血管血管瘤,其范围常遍及三叉神经第 1 支、第2支分布区域。②结膜及脉络膜也有血管瘤,视网膜静脉迂曲、扩张,同侧眼为青光眼。③同侧脑膜血管瘤。

(3)海绵状血管瘤:见于青年人,此种血管瘤是发育性的,而不是先天性的,不会自行退缩。位于皮下或真皮深层,境界清楚,球状突起,色蓝紫,质软,有包膜。头低位时,肿块增大,颜色加深。

2.检查

常规检查视力,仔细检查眼睑局部情况。必要时做裂隙灯显微镜、检眼镜及眼压检查,甚至计算机体层成像检查。

(三)治疗

(1)儿童毛细血管瘤有自行消退的趋向,不急于处理。瘤体迅速增大,尤其遮盖瞳孔引起弱视或反复出血、感染者须进行治疗,首选为肿瘤内注射类固醇皮质激素、激光、放射治疗。

(2)葡萄状血管瘤可选择激光治疗,如合并青光眼则需抗青光眼治疗。

(3)海绵状血管瘤连同包膜一并手术切除。

六、乳头状瘤

(一)定义

乳头状瘤是发生于睑缘黏膜、泪阜、结膜等处的眼睑良性肿瘤。

(二)诊断

乳头状瘤为眼睑最常见的良性病变。常有蒂,颜色与相邻近的眼睑皮肤相同。往往是多发,好累及睑缘,表面常有角化蛋白痂;显微镜下可见指状突起,血管化结缔组织,外有增殖性上皮覆盖,表皮常棘皮化,足钉延长,有角化过度和灶性角化不全区域。

(三)治疗

手术切除。

七、基底细胞癌

(一)定义

基底细胞癌是一种由表皮基底细胞不能以正常形式成熟及角化而引起的上皮癌。好发于下睑近睑缘处的内眦部。在眼睑恶性肿瘤中基底细胞癌的发病率为第一位。50~60岁多见,男性稍多于女性。

(二)诊断

1.临床表现

多见于老年人。常发生在内眦睑缘移行部,呈丘疹样结节或类似色素痣,质硬,表面有鳞屑及痂皮。中央部可出现溃疡,逐渐扩大,溃疡外有新的珠状硬结。基底坚硬而不平,边缘隆起并内卷,这是其最典型特征。此病进展缓慢,很少转移至远处,但可向周围及深部蔓延,出现相应症状及体征。

2.检查

常规检查视力,用放大镜、裂隙灯显微镜检查眼前节情况。活体组织病理学检查可协助诊断。怀疑肿瘤细胞扩散时,应做 X 线检查及必要的特殊检查(如计算机体层成像、脑部磁共振成像等),以明确范围及程度。

3.鉴别诊断

本病与老年疣的鉴别在于后者成菜花状外观,有角化及鳞屑,周围皮肤无浸润硬结,无溃疡。但最终确诊须依据病理组织检查。

(三)治疗

基底细膜癌对 X 线及 Ra、Co 放射治疗敏感。瘤体小时,可行手术切除或冷冻。晚期患者可做眶内容摘除术,并结合放射治疗。

八、鳞状细胞癌

(一)定义

鳞状细胞癌是指起自皮肤或黏膜上皮层的恶性肿瘤。好发于皮肤与黏膜交界处的睑缘。

(二)诊断

1.临床表现

50 岁以上男性多见。睑缘皮肤与结膜交界处先出现局限性隆起,渐成乳头状或菜花状。中央发展成溃疡,基底硬而不平,边缘坚实并隆起、外翻。进展缓慢,全身淋巴转移少见,但可向周围蔓延或向深部发展,甚至累及颅腔,出现相应症状及体征。患者死亡原因多为出血、继发脑膜炎或恶病质。

2.检查

常规检查视力,用放大镜、裂隙灯显微镜检查眼前节情况。活体组织病理学检查可助诊断。怀疑肿瘤细胞扩散时,应做 X 线检查、全身检查及必要的特殊检查(如骨发射型计算机断层成像、脑部磁共振成像等),以明确范围及程度。

3.鉴别诊断

本病与基底细胞癌在临床上有时不易区分,鳞状细胞癌较少见,发展快,恶性度较高,对 X 线敏感度不及基底细胞癌。如果在眼睑皮肤上有一生长较快的肿块,在一年内即达蚕豆大者应怀疑为鳞状细胞癌。

(三)治疗

尽早局部手术切除并整复眼睑。晚期应做眶内容摘除术,术后辅以放射治疗和化学治疗。

九、眼睑恶性黑色素瘤

(一)定义

眼睑恶性黑色素瘤占眼睑所有恶性肿瘤的 1%。虽然发病率相当低,但几乎所有皮肤癌死亡中,2/3 是由黑色素瘤所致。可起自原先存在的交界病、复合痣或罕见的起白细胞性蓝痣,也可自行发生。

(二)分型

(1)小痣恶性黑色素瘤。

(2)表浅扩散性黑色素瘤。

(3)结节性黑色素瘤。

(4)起自痣的黑色素瘤。

(三)诊断

1.临床表现

最初黑色素细胞增生是向水平方向延伸(非侵犯性水平性生长期),随之为侵犯(垂直方向生长)期。提示色素病恶性转变的一系列预兆性体征:①颜色的改变,特别是红、白和蓝的色调,以及突然变深暗。②大小改变。③表面特征的改变,如结痂、渗出、出血或溃疡。④质地改变,尤其是变软或脆。⑤症状改变,如痛、痒或压痛。⑥形状改变,如原先扁平病变迅速隆起。⑦四周皮肤的改变,如红、肿或出现卫星病变。

2.病理学检查

病理学检查可确诊。

(四)治疗

彻底切除。

十、睑板腺癌

(一)定义

原发于睑板腺的恶性肿瘤称为睑板腺癌。

(二)诊断

1.临床表现

多见于60岁以上女性。上睑多于下睑,发展慢,自觉症状少见。

早期表现类似睑板腺囊肿,眼睑肥厚变形,皮肤和结膜完整不破。当肿瘤细胞突破睑板组织后,则呈现黄白色结节,并迅速形成溃疡,基底硬、易出血。可蔓延至邻近组织,也可发生淋巴转移。

2.检查

常规检查视力,用放大镜、裂隙灯显微镜检查眼前节情况。活组织病理学检查可助诊断。怀疑肿瘤细胞扩散时,应做X线检查、全身检查,以及必要的特殊检查以明确范围及程度。

3.鉴别诊断

睑板腺癌与睑板腺囊肿的区别在于腺癌部位的睑结膜有些粗糙的乳头状瘤样肿物,手术切开时见到的内容物有助于鉴别诊断,癌肿切开后可见豆渣样质地硬而脆的淡黄色组织,而睑板腺囊肿内容物为胶冻样或液化物质。

(三)治疗

早期广泛手术切除,晚期应做眶内容摘除术。肿瘤细胞对放射治疗不敏感,只能做辅助治疗。

视网膜疾病

第一节　视网膜血管炎

视网膜血管炎是一种包括动脉和静脉的眼内血管炎症,可由多种原因引起,由于病因与发病机制的复杂性,至今没有明确的定义。视网膜血管炎可由全身或眼局部的病变引起,包括以下3种。①感染性:如病毒、细菌、真菌、弓形体感染或免疫复合物侵犯血管壁,如视网膜静脉周围炎、颞动脉炎、急性视网膜坏死等。②全身性疾病:如系统性红斑狼疮、病毒感染、结核、梅毒、免疫缺陷性疾病、白塞病等。③眼局部的炎症:如中间葡萄膜炎、鸟枪弹样脉络膜视网膜病变、霜样树枝样视网膜血管炎、节段状视网膜动脉周围炎等。以上这些病因均可产生异常的视网膜血管反应,使血管壁的屏障功能被破坏,导致视网膜血管渗漏和组织水肿、出血、血管闭塞、新生血管膜形成等。由于视网膜血管炎病种较多,现仅分述以下几种视网膜血管炎。

一、视网膜静脉周围炎

视网膜静脉周围炎是由 Eales 于 1882 年首先报道,该病常发生于健康青年男性,以视网膜静脉炎症改变为特征,并有反复玻璃体积血,故又称为 Eales 病。后来研究者发现,这种炎症不但累及视网膜静脉,视网膜动脉也可累及。该病严重影响视力,是青年致盲的原因之一。

(一)病因与发病机制

视网膜静脉周围炎的病因与发病机制至今不明,许多学者提出与结核感染有关,但结核分枝杆菌直接引起该病的可能性较小。Das 提出 Eales 病的发病机制是对视网膜自身抗原的免疫反应。在 Eales 病患者的玻璃体中发现血管内皮生长因子含量明显升高,提示它们可能参与了眼内新生血管增生反应,视网膜缺血缺氧可能是血管内皮生长因子释放增多的直接原因。还有一些报道认为与神经系统疾病、多发性硬化等因素有关。

(二)临床表现

双眼可同时发病或先后发病,大多在1年之内,双眼严重程度可不一致。

1.症状

早期病变只是在周边部,患者常无自觉症状。当周边部的小血管有病变但出血量不多者,患者仅有飞蚊症现象,视力正常或轻度下降,常不被患者注意。当病变侵及较大静脉,出血量增多而突破内界膜进入玻璃体时,患者感觉视力突然下降至眼前指数、手动,甚至仅有光感。如黄斑未受损害,玻璃体积血吸收后,视力可恢复正常。临床上经常看到大多数患者直到视力出现突然下降时才来就诊。

2.体征

(1)眼球前段:大多无异常,在有些患者会出现虹膜红变和房角新生血管,引起青光眼。

(2)视网膜血管改变:早期视网膜静脉的改变常见于周边部眼底的小静脉曲张,扭曲呈螺旋状,最初仅见某一支或几支周边部小静脉受累。受累的静脉周围视网膜水肿,附近有火焰状或片状出血。病情继续发展可逐渐累及整个周边部小静脉,并波及后极部及大静脉。一些静脉可变狭窄,周边部或一个象限小血管可逐渐闭塞,可见到血管呈白线状,荧光素眼底血管造影显示大片无灌注区。也有一开始就有大静脉受累。静脉周围可有白色渗出鞘,大静脉局部扭曲和小静脉扭曲、异常吻合。

(3)视网膜渗出:当视盘附近静脉被波及时,可引起视盘水肿。静脉血管渗漏可形成血管白鞘。严重患者可有黄斑水肿甚至囊样水肿,黄斑区有时可见星芒状渗出。渗出明显的患者,在视网膜下形成大量黄白色渗出物,类似外层渗出性视网膜病变。

(4)玻璃体积血:较严重患者病变波及后极部,可在视盘上方形成新生血管膜,新生血管容易破裂出血,进入玻璃体。如有大量出血进入玻璃体内,眼底将无法窥见。裂隙灯显微镜下可看到前部玻璃体内暗红色血性浑浊,也可看到大量血细胞漂浮。开始1～2次的玻璃体积血较容易吸收,一般经过4～8周可大部分吸收或沉积于玻璃体下方,后极部眼底可见。本病的特点是易复发,反复性玻璃体积血,积血越来越不易被吸收。

(5)并发症:反复的玻璃体积血可使视网膜机化膜形成,在与视网膜的粘连处收缩牵拉视网膜,导致视网膜裂孔和视网膜脱离。黄斑受累的表现多为黄斑水肿、渗出、黄斑前膜形成。晚期患者可产生虹膜红变,继发性青光眼和并发性白内障等。

3.辅助检查

(1)荧光素眼底血管造影:在视网膜静脉周围炎的诊断中,荧光素眼底血管造影起到至关重要的作用。当患者视力还是 1.5 的时候,后极部视网膜血管及黄斑区可看不到任何异常,但在周边部或周边部的某一个象限可能已出现了小静脉的扭曲,荧光素渗漏,甚至已出现大片血管闭塞区。如果波及大静脉可在后极部或中周部发现某支静脉或某个象限静脉曲张,荧光素渗漏,甚至大片血管闭塞区和出现新生血管膜,说明病情已久。新生血管膜荧光素渗漏可表现棉花团样强荧光,较晚期患者新生血管膜可演变为纤维增生膜。出血不太多的患者,在荧光素眼底血管造影中可看到玻璃体内片状漂浮物呈弱荧光,可遮蔽不同的视网膜部位但很快漂过。玻璃体积血由于重力的原因往往沉积在下方,遮蔽荧光,在造影过程中可始终遮蔽局部的视网膜结构,因此下方玻璃体积血被吸收后要再次进行荧光素眼底血管造影,若发现血管闭塞应及时进行视网膜激光治疗。造影要求进行双眼检查,并注意周边部,尽早发现另一只眼的早期病变,以免延误治疗。

(2)B超检查:适用于玻璃体大量积血的患者。因很多眼底疾病可以引起玻璃体积血,为排除裂孔性因素引起的玻璃体积血,应每周做一次 B 超检查,发现有视网膜脱离图形,要立即手术治疗。

(3)光学相干断层成像检查:大量的血管渗漏可引起黄斑水肿,增生膜的形成,光学相干断层成像检查可协助了解黄斑区的病变。

(三)诊断和鉴别诊断

1.诊断

青壮年反复的玻璃体积血,主诉眼前黑影飘动或仅有飞蚊症。眼底检查,周边部无论是见到一支或数支静脉小分支血管扭曲,部分血管有白鞘,附近有小片状出血或渗出,即可作为本病的诊断依据。荧光素眼底血管造影可明确诊断。

2.鉴别诊断

因静脉周围炎是一种以视网膜血管病变为主的临床疾病,容易与其他视网膜血管疾病混淆,需要进行鉴别诊断。

(1)外层渗出性视网膜病变(又名 Coats 病):本病是以毛细血管异常扩张,

视网膜内、下大量黄白色渗出,血管异常,小动脉可呈球形瘤样曲张、呈梭形或串珠状,动静脉均可受累。可有血管闭塞及继发性视网膜脱离,早期病变多见于周边部。静脉周围炎的早期病变也发生在周边部,病程晚期视网膜也可出现大量渗出,视网膜血管闭塞和微血管瘤形成。但静脉周围炎没有像 Coats 病那样的异常毛细血管扩张,发病年龄没有 Coats 病早,病程较短,玻璃体可反复出血。Coats 病多单眼发病,静脉周围炎多双眼先后发病。根据病史及眼底表现不难鉴别。

(2)急性视网膜坏死:初发视网膜坏死病灶也多见于视网膜周边部,动静脉均有闭塞。但视网膜坏死较早出现黄白色点团状渗出病灶,如未及时治疗很快发展到中后大动脉闭塞和出血,伴玻璃体炎症和视网膜坏死穿孔。荧光素眼底血管造影显示,血管闭塞区更加清晰,周边部动静脉血管均有闭塞,并可看到血管闭塞的影子。但患者没有反复玻璃体积血的病史,抗病毒治疗效果较好。

(3)视网膜中央静脉阻塞:以视盘为中心至视网膜周边部可见广泛性火焰状、放射状出血,中央静脉迂曲、曲张,荧光素眼底血管造影与视网膜静脉周围炎明显不同。

(4)视网膜分支静脉阻塞:也应与本病鉴别。视网膜静脉阻塞患者可有高血压病史,发病年龄较大,荧光素眼底血管造影显示除阻塞的静脉所属血管有闭塞区或血管变形、通透性增加外,其他象限血管大致正常。

(5)糖尿病视网膜病变:部分患者视网膜也可出现大量渗出,血管扩张,微血管瘤及血管异常,血管闭塞,但多双眼发病,实验室检查可明确诊断。

还要排除各种类型的葡萄膜炎及其他全身性疾病引起的眼底血管病变等。

(四)治疗

对于病变发展的不同阶段采用不同的治疗方法,主要治疗措施为药物治疗、激光治疗、玻璃体手术。

1.药物治疗

对于刚出现玻璃体积血的患者,要注意休息,半卧位,让积血沉到下方,不会遮住黄斑而影响视力。

(1)止血及活血化瘀药物:中西药物结合治疗,少量玻璃体积血可完全吸收。

(2)肾上腺糖皮质激素:可抑制炎症反应和减轻黄斑水肿,激素的用量要根据患者的临床反应、病情的变化适当调整。泼尼松 30~60 mg,口服,每天 1 次,病情好转后逐渐减量,维持数月,以防复发。

(3)抗结核药物:如发现全身有活动性结核病灶,应抗结核治疗。未发现身体其他部位有结核病变者,其在 Eales 病治疗中所起的作用仍存在争议。

2.激光治疗

适用于视网膜血管无灌注及新生血管形成。其原理是减少视网膜耗氧量,从而减少新生血管生长因子的形成,并封闭视网膜微血管异常渗漏。视网膜光凝可以阻止玻璃体积血等并发症的出现,并能加速视网膜出血及黄斑水肿的吸收。激光治疗后仍应定期复查,一些患者病情仍会发展,血管闭塞区可继续扩大,新生血管可继续产生。激光治疗后一个月应复查荧光素眼底血管造影,不但是判断病情是否发展,而且是检验激光治疗效果的重要手段,如发现新的血管闭塞区或新生血管可再次行激光治疗。

3.玻璃体手术

大量玻璃体积血观察 1 个月不吸收,就要及时做玻璃体手术,清除玻璃体积血,同时也清除玻璃体内炎性因子、分解产物和渗出物,减轻对视网膜的刺激,从而阻止病情的发展。术中对增生膜要尽量剥除,解除对视网膜的牵拉,防止发生视网膜脱离;对血管闭塞区要进行眼内视网膜光凝,以防再增生和出血。

(五)治疗效果

Eales 病的自然病程为 3～5 年,有的甚至更长。70％～80％的患者发展成双眼受累,但双眼同时失明较少。视力预后与病情严重程度与是否治疗及时有关,及时做眼底激光光凝封闭视网膜缺血区和做玻璃体手术清除玻璃体积血及增生膜,可保持或恢复到患者原有的视力。出现并发症的患者预后不好。常见的并发症为继发性新生血管性青光眼、增生性视网膜病变、继发性视网膜脱离等。在每次复诊患者时,一定要详细检查虹膜是否出现新生血管,以防止新生血管性青光眼的发生。

二、节段性视网膜动脉周围炎

节段状视网膜动脉周围炎是一种比较少见的视网膜血管性疾病,炎症性病变主要发生于视网膜动脉管壁外层及其周围组织。好发于青壮年,多单眼发病。

(一)病因与发病机制

病因与发病机制至今仍不明确。一些学者认为,本病是由多种原因致机体免疫功能异常引起的自身免疫性血管炎。可能是视网膜动脉对不同抗原的一种免疫反应。很多患者的发病与一些全身性疾病如结核、梅毒、红斑狼疮、弓形体、鼻窦炎及疱疹病毒感染等疾病有关,并根据以上病因处理后病情及眼底炎症明显好转。

(二)临床表现

1.症状

患者视力轻度或中度减退,眼前有黑点飘动,有时视物变形或有闪光感。

2.体征

本病常合并葡萄膜炎,如全葡萄膜炎,眼前节可有睫状充血,角膜后灰白色点状沉着物,房水浑浊,玻璃体有点状或絮状浑浊,屈光间质不清晰,眼底无法看清。当炎症好转,玻璃体浑浊减轻后,可发现视网膜动脉壁上呈节段排列、如指环状或袖套样的黄白色渗出斑,此种表现在邻近视盘的一、二级分支和动静脉交叉处更明显。动脉管径可狭窄,炎症处动脉管壁不透明,一些小分支动脉可呈白线状。视网膜静脉大多数正常,少数静脉可有曲张。在病变的动脉附近,视网膜有水肿和出血,在后极部也可出现脉络膜炎的病灶。当动脉周围的炎症消退时,动脉管壁的指环状渗出可逐渐变淡变小,常为黄白色亮点,最后逐渐消失,不留痕迹。

3.荧光素眼底血管造影

视网膜动脉充盈和静脉回流时间较迟缓,动脉管径不规则,但血流通畅,甚至呈白线状的血管仍有血流通过。造影晚期动脉管壁可有荧光染色。如有静脉受累,静脉可迂曲、曲张,管壁染色。

(三)诊断和鉴别诊断

此病较少见,但根据眼底的特殊表现,视网膜动脉呈现节段状指环状白鞘,动脉管径狭窄,一些动脉小分支白线化,视网膜静脉大多正常,可确定诊断。早期易误诊为全葡萄膜炎,但只要看清眼底的典型表现不难鉴别,还应与不全动脉阻塞等疾病鉴别。这些疾病可结合病史、眼底表现、眼底血管造影及实验室检查明确诊断。

(四)治疗

因病因不明,只能采取对症治疗。在病变活动期间可全身或局部应用肾上腺糖皮质激素、血管扩张药、维生素类和中药等治疗。如合并前葡萄膜炎除局部应于肾用腺糖皮质激素外,应加入散瞳剂和局部热敷等治疗。一些学者报道,诊断性抗结核治疗取得明显疗效。但一些患者可能是其他疾病引起,国外 Crouch 报道一例合并梅毒性全葡萄膜炎患者,抗梅毒治疗病情好转。但有些患者找不到病因,被认为是一种不明原因的变态反应,用肾上腺糖皮质激素治疗效果较好。

(五)治疗效果

本病发病较急但病程较缓慢,可持续数月或更久。预后较好,只要炎症不累及黄斑,大多数视力可恢复正常或接近正常。治愈后一般不再复发。

三、霜样树枝状视网膜血管炎

霜样树枝状视网膜血管炎由 Ito 等于 1976 年首次报道,之后其他国家及国内也相继有报道。本病因广泛性视网膜血管壁呈霜样白色渗出,像挂满冰霜的树枝而得名,是一种非常少见的双眼急性视网膜血管周围炎症。

(一)病因与发病机制

病因不十分明了,大多患者报道可能与病毒感染有关。但一些患者发病前无任何诱因,全身检查无特殊表现,多见于健康青少年,对短期肾上腺糖皮质激素治疗敏感,患者预后良好。一些学者把此类患者称为特发型。另一些患者有一定病因,如人类免疫缺陷病毒和巨细胞病毒感染,除有本病典型的眼底表现外多合并全身性疾病,此种患者年龄较大,并发症较多,较难治愈,这种类型有学者称为全身型。

(二)临床表现

1.症状

多无任何诱因发病。常为双眼,可突发眼红,视力有不同程度的下降,视力最差可致光感。

2.体征

眼前段可正常或睫状充血,角膜后可见沉着物,房水、玻璃体可有尘状或雾状浑浊。眼底检查视盘多正常,或有轻度充血水肿。视网膜血管无明显迂曲、扩张,特征性的眼底表现为视网膜血管周围白色渗出,像挂满冰霜的树枝,从后极部直达周边部视网膜均可见,多以中周部显著,少数以后极部为主。动静脉均可受累,但多以静脉受累更为明显。有些患者视网膜可有点状或片状出血,黄斑部可出现水肿,严重患者视网膜水肿、渗出,可出现渗出性视网膜脱离。病情好转后,静脉管壁白色渗出吸收或留下白鞘,黄斑水肿消退后局部可有色素紊乱或陈旧渗出。根据黄斑水肿的时间和程度,视力可有不同程度的恢复。较严重患者视网膜血管可闭塞。

3.荧光素眼底血管造影

荧光素眼底血管造影早期视网膜可无异常表现,静脉期视网膜血管出现渗漏,随造影时间延长,视网膜可出现广泛性血管通透性增加,静脉更为明显。如有视盘水肿,造影晚期视盘荧光染色,边界不清,黄斑区毛细血管的渗漏,造影晚期可见黄斑囊样水肿。

(三)诊断和鉴别诊断

1.诊断

根据典型的眼底改变及荧光素眼底血管造影大多可确诊。对于可疑患者可做全身检查,实验室检查,人类免疫缺陷病毒抗体检查,以排除全身并发症。

2.鉴别诊断

该病应与急性视网膜坏死、Eales病、中间葡萄膜炎鉴别。

(1)急性视网膜坏死综合征:是以动脉为主的视网膜血管炎,病灶多从周边部开始,可有黄白色大量渗出及出血,根据荧光素眼底血管造影和临床表现可鉴别。

(2)Eales病:累及的血管也多为静脉,管壁可伴有白鞘,但多为周边部静脉受累,玻璃体可反复出血。

(3)中间葡萄膜炎:睫状体平坦部呈雪堤样改变,而霜样树枝状视网膜血管炎不会有这些改变。

(四)治疗

特发型患者对肾上腺糖皮质激素反应良好。如有或病毒感染的患者,可在抗病毒同时使用肾上腺糖皮质激素治疗。

(五)治疗效果

肾上腺糖皮质激素治疗后血管霜样改变可完全消失,如不出现并发症视力预后较好。如出现视网膜血管闭塞新生血管膜形成、玻璃体积血、黄斑区长期水肿、黄斑区发生纤维瘢痕等并发症,视力预后较差。

四、双侧视网膜动脉炎伴多发性瘤样动脉扩张

双侧视网膜动脉炎伴多发性瘤样动脉扩张又称特发性视网膜血管炎、动脉瘤和视神经视网膜炎(idiopathic retinal vasculitis, aneurysms, and neuroretinitis, IRVAN)。1983年Kincaid和Schatz首次报道,是一种少见的眼底疾病,原因不明,多发生于中青年患者(7～49岁),女性较男性多见,没有全身相关疾病。通常双眼发病。

(一)病因与发病机制

IRVAN的病因和发病机制尚不明了。

(二)临床表现

1.症状

多数患者无症状,于体检时发现,或因玻璃体浑浊引起的眼前黑影飘动而就诊,就诊时通常视力较好。当发生黄斑区渗出或缺血、玻璃体积血和新生血管性青光眼时,患者视力明显下降。

2.体征

在发病前,可先有前段葡萄膜炎和/或玻璃体炎。但多数患者眼前节正常和玻璃体无炎症改变。该病的眼底特点是在视盘附近的动脉和动脉分叉处出现瘤样动脉扩张,也可分布整个视网膜。视盘充血和边界不清,视盘动脉也可出现瘤样扩张,常引起视盘周围视网膜内硬性渗出。视盘周可有放射状出血和/或散在视网膜内出血。静脉不规则曲张和有血管鞘膜,周边部小血管广泛闭塞,交界处毛细血管扩张及异常吻合。在严重的患者可发生从周边到黄斑的血管闭塞和缺血、玻璃体积血和新生血管性青光眼。最终,视神经萎缩和无光感。长期追踪发现眼底的动脉瘤可增加或自发消退,表现是一种血管炎性的游走性改变,受影响的动脉节段性炎症使得血管壁强度减弱,在流体静压力的作用下可变成囊状或典型的纺锤形扩张,当血管炎症消失时,血管壁的强度恢复,动脉瘤减小,甚至恢复到正常血管轮廓。

3.分期

Samuel 根据对大量患者的观察,将 IRVAN 的临床经过细分为五个不同时期,这个分期系统概括了 IRVAN 的自然病程,为评价视网膜缺血的严重程度和治疗提供了依据(表 4-1)。

表 4-1　IRVAN 分期

分期	特征
Ⅰ期	大动脉瘤,渗出,IRVAN,视网膜血管炎
Ⅱ期	血管造影显示毛细血管无灌注
Ⅲ期	后段视盘或其他地方有新生血管,合并或者玻璃体积血
Ⅳ期	前段新生血管
Ⅴ期	新生血管性青光眼

4.辅助检查

(1)荧光素眼底血管造影:能清楚显示视盘和周边视网膜成串的大动脉瘤,一般位于动脉的分叉处,并有荧光素渗漏,周边部视网膜可见广泛毛细血管无灌注区。

（2）吲哚青绿血管造影：能显示在眼底检查和荧光素眼底血管造影都不能发现的脉络膜血管异常，造影早期显示脉络膜大血管扩张和渗漏荧光。中期，进一步显示脉络膜血管有炎症性改变，有异常的血管灌注和血管壁损伤，在周边有斑片状弱荧光区，证实有脉络膜小血管的阻塞。可是全层或者部分的脉络膜炎症损伤，或者是脉络膜基质层萎缩，使脉络膜显示异常。吲哚青绿血管造影也能显示扩张的视网膜动脉瘤，在整个吲哚青绿血管造影过程中能保持因荧光素眼底血管造影渗漏荧光而模糊的血管壁的轮廓。

（3）光学相干断层成像检查：可显示视网膜水肿和黄斑下局限性视网膜脱离。

（4）实验室检查：中性粒细胞胞浆抗体（antineutrophil cytoplasmic antibody，ANCA）是各种血管炎症活动期的标志，用患者血清做间接免疫荧光法检测该抗体，已发现核周亚型（P-ANCA）为阳性，而胞浆亚型（C-ANCA）为阴性。P-ANCA与微小结节状多动脉炎与其他全身血管炎相关，对 IRVAN 的诊断有帮助。

（三）诊断和鉴别诊断

1.诊断

双眼发病，视网膜血管炎，视网膜动脉分叉处瘤样扩张和视 IRVAN，具备这三个主要体征可确诊 IRVAN，三个次要体征是周边毛细血管无灌注、视网膜新生血管和黄斑水肿。荧光素眼底血管造影可清楚地显示这些病变，有着确诊意义。吲哚青绿血管造影和血清学检查可协助诊断。

2.鉴别诊断

主要与视网膜动脉扩张及血管炎症性疾病鉴别。

（1）视网膜大动脉瘤：常见于老年人，多伴有高血压、糖尿病病史。多为单眼发病。后极部视网膜大动脉处动脉瘤样扩张，一般只有一个，呈圆形，多有出血，周边部没有无灌注区。

（2）视网膜静脉周围炎：周边部眼底病变与视网膜静脉周围炎相似，但后者多为中青年男性，病变以静脉受累为主，不伴有视网膜中央动脉主干分支的瘤样动脉扩张。此外，有反复发作病史。

（3）成人 Coats 病：可有粟粒样扩张的血管瘤，一般位于周边部视网膜，伴有较多的硬性渗出，广泛的毛细血管扩张呈梭形、囊样或串珠样。

（4）其他：一些与视网膜血管炎相关疾病也要鉴别排除，如白塞病、韦格纳肉芽肿、结节性多动脉炎、系统性红斑狼疮、结核和梅毒等。

(四)治疗

治疗包括药物治疗、激光治疗、玻璃体腔内注药和玻璃体切除术。

1.药物治疗

该病是一种视网膜血管炎症性的改变,可使用肾上腺糖皮质激素治疗,但口服泼尼松 30 mg/d 无效,静脉滴注甲泼尼龙 500 mg/d 效果较好,但只是单个患者的报道,效果并不肯定,需要进一步证实。

2.激光治疗

(1)治疗的目的是促使视网膜新生血管消退或预防新生血管的发生,消除黄斑水肿。

(2)适应证:视网膜毛细血管无灌注区和渗漏,黄斑水肿。

(3)治疗方法:直接光凝视网膜无血管区和渗漏的毛细血管,黄斑水肿采用栅格样光凝渗漏点。

(4)注意事项:避免直接光凝瘤样扩张的动脉,以免引起动脉的阻塞,但黄斑颞侧的动脉瘤可以直接光凝,因为它是末端血管。

3.玻璃体腔内注药

对有视网膜新生血管和黄斑水肿患者,可玻璃体腔内注射抗血管内皮生长因子药物(雷珠单抗或贝伐单抗),能显著地抑制视网膜新生血管。抗血管内皮生长因子很少单独使用,一般是作为其他治疗的辅助治疗,必要时可补充多次注射。也有单个患者报道玻璃体腔内注射曲安奈德或植入地塞米松缓释剂能有效减轻黄斑水肿和提高视力。

4.玻璃体手术

发生大量玻璃体积血和增生前膜影响视力,需玻璃体手术治疗。

(五)治疗效果

部分动脉瘤可自行消退,多数患者保持较好视力。少数患者视力预后差,视力下降与周边部视网膜缺血和新生血管性并发症有关。在 IRVAN 第Ⅱ期及时进行治疗的眼效果较好,所有治疗眼的视力保持在 1.0,没有一只眼加重。在第Ⅲ期才开始治疗的大多数眼也能保持≥0.5 的视力,约有 25% 的眼继续恶化,视力下降到≤0.01,另有 21% 继续发展到虹膜红变或新生血管性青光眼。在第Ⅲ期才开始做全视网膜光凝有可能不能阻止新生血管的后遗症,导致视力严重丧失的发生率很高。在第Ⅳ期或第Ⅴ期才开始做全视网膜激光治疗眼约 50% 发生严重的视力下降(≤0.01)。因此,当荧光素眼底血管造影一发现有视网膜缺血表现就做缺血区广泛视网膜激光治疗,能维持长期视力稳定,预防发生增生性玻璃体视网膜病变。

抗炎治疗的效果还不肯定。IRVAN 表现前房细胞和玻璃体炎症提示可能是炎症病因引起,但使用类固醇皮质激素并没显示出减少血管炎症或停止视网膜或虹膜新生血管的发展。仅有几只眼使用了抗代谢药物环孢霉素或甲氨蝶呤治疗,但疗效尚不肯定。

第二节　视网膜静脉阻塞

视网膜静脉阻塞是由多种原因引起的视网膜静脉血流受阻的眼底病变,发病率仅次于糖尿病视网膜病变。因视网膜静脉回流受阻,眼底主要表现为视网膜静脉迂曲、曲张,视网膜内出血、视网膜水肿和黄斑区水肿。根据阻塞部位的不同分为视网膜中央静脉阻塞和分支静脉阻塞。

一、视网膜中央静脉阻塞

视网膜中央静脉阻塞是发生在视盘处视网膜静脉总干的阻塞。常为单眼发病,男女发病率相等。尽管也可发生在较年轻的年龄组,但 90％患者发病年龄大于50 岁。引起本病的病因,老年人与青壮年有很大差异,前者绝大多数继发于视网膜动脉硬化,后者则多为静脉本身的炎症。全身性疾病如糖尿病、高血压、冠心病是视网膜中央静脉阻塞发生的危险因素,但是视网膜中央静脉阻塞与这些全身性疾病的直接关系并未得到证实。研究表明积极治疗全身相关疾病能够减少眼部并发症的发生及对侧眼中央静脉阻塞的发生率。

(一)病因与发病机制

关于视网膜中央静脉阻塞的确切的发病机制还不是很清楚,多数的观点认为是筛板处或筛板后的视网膜中央静脉的血栓形成。由于血栓的形成,继而发生血管内皮细胞的增生及炎性细胞浸润。造成血栓形成的原因可能有以下几个方面。

1.血流动力学改变

由于视网膜静脉系统是一个高阻力、低灌注的系统,因此对于血流动力学的变化十分敏感。血液循环动力障碍引起视网膜血流速度的改变容易形成血栓,例如高血压患者长期小动脉痉挛,心脏功能代偿不全,心动过缓,严重心率不齐,血压突然降低,血压黏滞度改变等原因都会导致血流速度减慢而造成血栓形成。

2.血管壁的改变

巩膜的筛板处,视网膜中央动脉和中央静脉在同一个血管鞘中,当动脉硬化时,静脉受压导致管腔变窄,且管壁内皮细胞受刺激增生,管腔变得更窄,血流变慢,导致血栓的形成。另外,一些全身及局部炎症侵犯视网膜静脉时,毒素导致静脉管壁的内面粗糙,继发血栓形成,管腔闭合。

3.血液流变学改变

大多数静脉阻塞的患者都患有高脂血症,血浆黏度及全血黏度高于正常人群。有研究表明,视网膜静脉阻塞患者血液里血细胞比容、纤维蛋白原和免疫球蛋白增多。当这些脂类和纤维蛋白原增多后,可包裹于红细胞表面使其失去表面的负电荷,因而容易聚集并与血管壁黏附。而且纤维蛋白原含量增加及脂蛋白等成分增加使血液黏稠度增高,增加血流阻力而导致了血栓的形成。

4.邻近组织疾病

对视神经的压迫、视神经的炎症、眼眶疾病、筛板结构的改变也会造成视网膜静脉血栓的形成。另外一些眼病,如青光眼与视网膜中央静脉阻塞有关。有研究者认为青光眼导致眼压升高压迫筛板,引起血管的功能异常,血流阻力增高最终导致血栓的形成,发生视网膜中央静脉阻塞。

5.其他

研究表明视网膜中央静脉阻塞的患者除了红细胞沉降率和部分凝血酶的升高外,还有血细胞比容、同型半胱氨酸和纤维蛋白原的升高,血液中出现狼疮抗凝血因子和抗磷脂抗体,另外还有激活的蛋白 C 和蛋白 S 的缺乏。这些因素是否与视网膜中央静脉阻塞相关还并不确定。

(二)临床表现

1.症状

患眼视力突然无痛性下降。少量出血或黄斑受累较轻的患者,视力下降不严重;大量出血者,视力可能降至数指或者手动。发病前,患者可能有持续数秒至数分钟的短暂视物模糊病史,然后恢复到完全正常。这些症状可能在数天或数个星期后重复出现,直到发病。

2.体征

(1)眼前节检查:单纯视网膜中央静脉阻塞,眼前节检查一般正常,视力下降明显的患者同侧瞳孔中等程度散大,直接光反射迟钝,间接光反射灵敏。少数患者初次发作可发生玻璃体积血,少量积血造成玻璃体腔内有漂浮的血细胞;大量积血则出现玻璃体浑浊,眼底窥不清。

（2）眼底检查。

视网膜静脉阻塞:可能出现 4 个象限的静脉迂曲、曲张及弥漫性火焰状出血。多见视盘水肿、出血,视网膜水肿,棉绒斑及黄斑水肿。晚期可见视盘、视网膜、虹膜或前房角的新生血管形成。

根据其严重程度可分为缺血型视网膜中央静脉阻塞和非缺血型视网膜中央静脉阻塞。缺血型视网膜中央静脉阻塞表现为:广泛的视网膜出血和棉绒斑;相对性瞳孔传入障碍;视力常低于 0.1,视野缩小;视网膜电图 b 波振幅下降;荧光素眼底血管造影可见广泛的毛细血管无灌注区。非缺血型视网膜中央静脉阻塞表现为轻度的眼底改变,无相对性瞳孔传入障碍,视力常好于 0.1。

发病数周到数月可发生视网膜新生血管和/或新生血管,荧光素眼底血管造影显示视盘表面或无灌注区周围可见单个或多灶性视网膜新生血管团状染料渗漏。

之后可能有视盘侧支循环形成:该侧支循环为视网膜脉络膜侧支管道;淤滞的视网膜静脉血流可通过视盘上侧支管道与脉络膜循环交通。

在急性发作期往往不易判断视网膜中央静脉阻塞是缺血型还是非缺血型,可以从视力、视网膜静脉迂曲及曲张程度、视网膜出血的广泛性及是否出现棉绒斑等因素来综合考虑判断患眼情况,金标准还是荧光素眼底血管造影。

荧光素眼底血管造影有利于发现视网膜毛细血管无灌注区,从而鉴别缺血型视网膜中央静脉阻塞与非缺血型视网膜中央静脉阻塞。

3.半侧视网膜中央静脉阻塞

约 20% 的人在视网膜中央静脉进入视神经的时候分为上、下两支,在筛板后合并为一支。约 80% 的人上、下两支没有合并,如果其中的一支阻塞则会发生半侧视网膜中央静脉阻塞。半侧阻塞所引起的病变范围大于分支阻塞,占整个眼底的 1/2 至 2/3。视盘出现与阻塞部位一致的区域性水肿浑浊。尽管只有半侧的视网膜被侵及,但是半侧视网膜中央静脉阻塞在发病机制及临床特点上都更接近视网膜中央静脉阻塞,而并非视网膜分支静脉阻塞。

4.辅助检查

（1）荧光素眼底血管造影:非缺血型视网膜中央静脉阻塞可见视盘毛细血管扩张、沿着视网膜静脉分布的荧光渗漏和微血管瘤;黄斑正常或者有轻度点状荧光素渗漏。阻塞恢复后,荧光素眼底血管造影可能表现正常;少数黄斑呈暗红色囊样水肿者,荧光素眼底血管造影显示花瓣状荧光素渗漏,最终可能形成囊样瘢痕,导致视力下降。

视网膜中央静脉阻塞:荧光素眼底血管造影多表现为臂-视网膜循环时间正常或稍延长,视网膜静脉回流迟缓,全视网膜静脉极其分支迂曲,伴荧光素渗漏或管壁染色,弥漫毛细血管扩张及少量微血管瘤形成。黄斑区可见弥散性或者囊样水肿。荧光素眼底血管造影对视网膜中央静脉阻塞的价值主要不是在于诊断,而是在于确定病变的严重程度、对疾病的分型,确定治疗方案及疗效观察与预后判断等。

缺血型视网膜中央静脉阻塞显示视网膜循环时间延长,视盘毛细血管扩张,荧光素渗漏。毛细血管高度迂曲,微血管瘤形成。黄斑区能够见到点状或者弥漫的荧光渗漏,囊样水肿呈花瓣状荧光素渗漏。毛细血管闭塞形成大片无灌注区,无灌注区附近可见动静脉短路,微血管瘤和新生血管。疾病晚期可见视盘的粗大侧支循环及新生血管的荧光渗漏。黄斑正常或者残留点状渗漏、花瓣状渗漏,或者色素上皮损害的点状或者片状透见荧光。

研究认为荧光素眼底血管造影发现有 10 个视盘直径以上毛细血管无灌注区的患者产生前部新生血管的危险性提高,因此应该被划分为缺血型。无灌注区为 30 个视盘直径以上的患者是发生新生血管的高危人群。因此荧光素眼底血管造影对于判断新生血管的形成很有帮助,对于判断预后和决定正确的随访有重大的意义。

(2)光学相干断层成像检查:黄斑囊样水肿表现为黄斑中心凹明显隆起,外丛状层和内核层之间出现囊腔。神经上皮层浆液性脱离可见脱离区呈低或者无反射暗区,其下方为高反射视网膜色素上皮层。视网膜浅层出血在视网膜内表层呈高反射光带或散在点状高反射;深层出血表现为视网膜内高反射带,同时遮挡深层组织的反射。当发生黄斑区前膜时可见黄斑区视网膜前高反射带。

(3)全身检查:对每个患者应详细询问病史和做包括血压在内的全身体格检查。实验室检查包括血常规、糖耐量试验、血脂、血清白蛋白电泳、血液生化和梅毒血清学检查。如果有凝血异常的病史,那么还要做进一步的血液检查,例如狼疮抗凝血因子、抗心磷脂抗体及血清中蛋白 S 和蛋白 C 的量。

(三)分类

根据病变程度和荧光素眼底血管造影的特征,可将视网膜中央静脉阻塞分为缺血型和非缺血型两种类型,这种分型对治疗和预后具有指导意义。

1.非缺血型视网膜中央静脉阻塞

又称作部分或不完全性视网膜中央静脉阻塞,也称为静脉淤血性视网膜病变。视网膜中央静脉阻塞患者中有75%~80%属于这种症状较轻的类型,患者视力轻度到中度下降。

视网膜静脉充血和迂曲是特征性表现。偶尔可能出现棉绒斑,位置靠近后极部。如果出现黄斑水肿或者黄斑出血,视力会受到显著影响。黄斑水肿可能是囊样水肿,也可能是弥漫性黄斑增厚,或者两者都存在。大部分非缺血型视网膜中央静脉阻塞的眼底改变在疾病诊断后的6~12个月消失。视网膜出血可以完全消退,视神经看起来正常,但是视盘可出现静脉侧支血管。黄斑水肿消退后黄斑表现正常,但是持续的黄斑囊样水肿会导致永久的视力损伤,眼底可以观察到黄斑区色素沉着、视网膜前膜形成或网膜下纤维血管增生。

在非缺血型视网膜中央静脉阻塞患者中,发生视网膜新生血管很少见(低于2%的发病率)。但是非缺血型视网膜中央静脉阻塞也可以发展为缺血型,研究发现15%的非缺血型患者在疾病发生4个月内就进展为缺血型,在3年内则有34%的非缺血型视网膜中央静脉阻塞的患者发展为缺血型。

2.缺血型视网膜中央静脉阻塞

缺血型视网膜中央静脉阻塞是完全的静脉阻塞并伴有视网膜大量出血。这种类型占了视网膜中央静脉阻塞的20%~25%。患者视力突然明显下降,传入性瞳孔功能障碍很明显,中晚期出现新生血管性青光眼时患者会感觉剧烈疼痛。

典型的临床表现如图4-1,如果大量出血有可能突破内界膜而形成玻璃体积血。6~12个月后进入疾病晚期,视盘水肿消退,颜色变淡,可出现视盘血管侧支循环。黄斑水肿消退,可出现黄斑区色素紊乱,严重者出现视网膜前膜或色素瘢痕形成,严重影响视力。

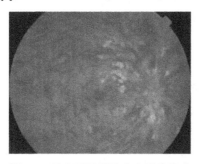

图4-1 缺血型视网膜中央静脉阻塞

缺血型视网膜中央静脉阻塞容易发生视盘或视网膜新生血管,导致增生性玻璃体视网膜病变。发生虹膜或者房角新生血管的概率为60%或者更高,最早可在9周内出现。新生血管性青光眼往往在起病后3个月内出现,导致顽固性的高眼压。

以视盘为中心的大量放射状的视网膜出血,呈边界不清的火焰状和不规则点片状;视盘水肿,边界不清;中央静脉迂曲,呈腊肠或者结节状,部分节段掩埋在出血下见不到;视网膜和黄斑水肿,视盘周可见大量棉绒斑。

(四)诊断和鉴别诊断

1.诊断

视力突然下降,以视盘为中心的放射状和火焰状出血,静脉血管迂曲呈腊肠状,可诊断视网膜中央静脉阻塞。仅凭眼底表现很难准确区分缺血型和非缺血型,荧光素眼底血管造影可帮助区别二者,同时还可帮助确诊黄斑水肿。有部分患者在疾病发生数月后来就诊,症状和体征往往不典型,仅发现轻度静脉充血和迂曲及少量视网膜出血,需加以注意。

2.鉴别诊断

(1)眼部缺血综合征:急性视网膜中央静脉阻塞容易与眼缺部血综合征鉴别,但病程较长的非缺血型视网膜中央静脉阻塞的临床表现与眼部缺血综合征相似。两种疾病都有视物模糊的症状,也都可有出现短暂失明。视网膜中央静脉阻塞患者常常可以看到黄斑水肿,但是在眼部缺血综合征中少见。两种疾病都有静脉充血,但是眼部缺血综合征一般没有静脉迂曲。眼部缺血综合征视网膜出血一般位于中周部,视网膜中央静脉阻塞的视网膜出血位于后极部。

(2)血液高黏度综合征:双眼发生类似视网膜中央静脉阻塞的症状,可能是血栓形成导致的视网膜中央静脉阻塞。视网膜中央静脉阻塞很少两侧同时发病,它经常发生于全身高凝疾病和血液高黏滞疾病的情况下。当双侧视网膜中央静脉阻塞,同时在身体其他部位发生静脉阻塞,应高度怀疑血液高黏度综合征,做相应的实验室检查。

(3)高血压视网膜病变:当高血压视网膜病变引起视盘水肿时,临床表现与视网膜中央静脉阻塞相似。但视网膜中央静脉阻塞很少两侧同时发病,而高血压视网膜病变常常双眼发病,眼底静脉有曲张,但并不发暗,无明显迂曲;常常可以见到棉絮斑和黄斑区星芒状渗出;眼底有动脉硬化的表现,动脉呈铜丝或者银丝样改变,动静脉压迹明显。

(4)视网膜血管炎:可伴发视盘血管炎症,可引起非缺血型视网膜中央静脉阻塞,与视网膜中央静脉阻塞非缺血型的临床表现相似。血管炎性视网膜中央静脉阻塞患者多为年轻男性,病程呈自限性,视力预后较好。视网膜出血在视盘及邻近视网膜,如果疾病控制不佳,静脉阻塞发展,视网膜出血渗出加重,黄斑水肿明显,演变为缺血型视网膜中央静脉阻塞。在治疗上,采用肾上腺糖皮质激素抗炎,如果反应好,可确诊为视盘血管炎。

(五)治疗

针对其发病机制和病理学改变,在临床上出现了多种多样治疗方法,但仍没有公认的安全有效的治疗方法。

1.药物治疗

(1)活血化瘀:目前一些药物对视网膜中央静脉阻塞的治疗,包括应用抗凝剂和抗血小板凝聚药物(阿司匹林、肝素等),以及溶栓疗法和血液稀释疗法等,临床报道疗效不一,且不能对因治疗,并发症较多,很难为广大临床医师所接受。中药经多年的临床应用证明有一定的疗效,因此,在我国临床广泛地应用各种活血化瘀的中药方剂或中成药治疗本病。在临床多用复方血栓通、复方丹参或云南白药等,但因疗效标准不一致,多数结果未有大量随机双盲对照研究,使推广应用缺乏足够临床证据。

(2)肾上腺糖皮质激素:主要用于减轻黄斑水肿,玻璃体腔内或后 Tenon 囊下注射曲安奈德均可减轻视网膜中央静脉阻塞引起的黄斑水肿,使视力有所提高或者稳定,但作用时间短。有多种的不良反应,包括加速白内障进展、眼压升高及眼内炎风险。

(3)玻璃体腔内注射抗血管内皮生长因子:近年来已有多个报道证实玻璃体腔内注射贝伐单抗、雷珠单抗治疗视网膜中央静脉阻塞引起的黄斑水肿,在早期对视力的提高是明显的,但需重复注射。现在临床大量抗血管内皮生长因子治疗已被临床证明是治疗视网膜中央静脉阻塞引起的黄斑水肿的有效方法。

(4)其他药物:维脑路通(曲克芦丁)可以改善视力,促进视网膜循环和减轻黄斑水肿。但是小样本、追踪期短及视力提高没有统计学意义。噻氯匹定是抗血小板聚集药,可以稳定和提高视力,但结果没有统计学意义,而且治疗组腹泻发生率增加。己酮可可碱(巡能泰)是血流改善剂,可以减低血液黏滞度,改善局部血流,减轻黄斑的水肿,但视力并没有得到显著改善。这些药物的疗效有待进一步临床研究。

2.激光治疗

(1)治疗原则:①视网膜中央静脉阻塞发生后 6 个月内是虹膜新生血管出现的高危期,故最少每月随访 1 次,检查包括视力、眼压和散瞳眼底检查,由于部分虹膜新生血管先出现在前房角,因此推荐做常规房角检查,如出现虹膜新生血管应立即进行全视网膜光凝术。②对缺血型视网膜中央静脉阻塞,缺血范围>30 DD、视力低于 0.1 的患眼可作为预防性全视网膜光凝术的指征。从长期来看,较一旦发现虹膜新生血管后即做全视网膜光凝术者无突出的优点,但要坚持常做(每月)随访检查,对不可能做密切随访的患者,则应该进行预防性全视网膜光凝术。③全视网膜光凝术后患眼须每月随访,仔细观察虹膜新生血管,以决定是否再做全视网膜光凝术补充治疗或其他治疗,如证实虹膜新生血管已退缩,随访密度可渐渐减低。

(2)治疗方法:光斑 200～500 μm,时间 0.1～0.5 秒,功率 0.3～1.0 W,以产生Ⅱ级反应斑,两光斑间隔一个光斑直径的密度,激光光凝斑覆盖全部无灌注区,分别在激光光凝术后 12 周和 24 周行荧光素眼底血管造影复查,如有新的或光凝不全的无灌注区则进行补充光凝。适时治疗、定期随诊及行荧光素眼底血管造影是提高治愈率的关键。早期预防性全视网膜激光治疗缺血型视网膜静脉阻塞,一般需 1 000～2 000 个光凝点,分 3～5 次完成,并随访观察光凝前后眼部新生血管的消退和视力变化及远期并发症的发生情况。

对非缺血型中央或分支静脉阻塞的黄斑水肿眼,可使用氪红激光诱导脉络膜视网膜静脉吻合,可防止其发展至缺血状态。在非缺血型黄斑水肿未发展至囊样变性之前,应用氪激光或 Nd-YAG 激光直接针对分支静脉光凝,激光能量的释放使静脉后壁和 Bruch 膜破裂,诱导建立脉络膜视网膜静脉吻合,可使非缺血型视网膜静脉阻塞所致的黄斑水肿消退或减轻,从而改善视功能。由于激光脉络膜视网膜静脉吻合会加重缺血型视网膜中央静脉阻塞纤维血管增生性并发症的危险,因此对于缺血型视网膜中央静脉阻塞不推荐该项治疗。

3.手术治疗

(1)玻璃体手术:适用于视网膜中央静脉阻塞出现玻璃体积血,治疗观察一个月不能自行吸收的情况。术中清除视网膜前膜并行全视网膜光凝。

(2)视神经巩膜环切开术:是玻璃体切除联合视神经鼻侧巩膜环切开以解除对该处视网膜中央静脉压迫,有利于静脉的回流,适用于单纯的视网膜中央静脉阻塞。这种手术有一定的并发症,要确定手术效果仍需要大量的临床随机对照研究及长期的临床观察。

4.治疗并发症

抗血管内皮生长因子治疗黄斑水肿已被证明有效并纳入医保。

(六)治疗效果

目前,药物治疗效果仍不确切,需要更多的研究。激光治疗视网膜中央静脉阻塞可以封闭视网膜无灌注区,抑制新生血管的发生和发展,减少新生血管性青光眼的发生;还可制止视网膜出血,减少玻璃体积血,促进出血和黄斑水肿吸收,有利于恢复中心视力。玻璃体腔内注射抗血管内皮生长因子药物和曲安奈德能使黄斑水肿很快消退,但药物吸收后黄斑水肿可能复发。视神经巩膜环切开术患者的视力预后与自然病程没有统计学的差异,而且手术风险较大,因此该手术还存在较大的争议。非缺血型视网膜中央静脉阻塞应用激光造成脉络膜血管与视网膜静脉吻合,可以改善阻塞静脉血循环,降低非缺血型视网膜中央静脉阻塞转变成缺血型视网膜中央静脉阻塞发生率,减轻黄斑水肿,增进视力。在临床研究中,获得一些成功,但该方法成功率不高,而且存在形成吻合部位纤维增生的问题,甚至可以使相应血管产生闭塞。

二、视网膜分支静脉阻塞

视网膜分支静脉阻塞是发生在视网膜的分支静脉血回流受阻,发病率高于视网膜中央静脉阻塞,男女发病比率相当,发病年龄在 60～70 岁。流行病学和组织病理学研究提示,动脉疾病是发病的根本原因。该病常常是单眼发病,只有9％的患者双眼受累。

(一)病因与发病机制

视网膜分支静脉阻塞的部位主要出现在动静脉交叉的位置,在这个位置上动静脉有共同的血管鞘,动脉一般位于静脉前方,硬化的动脉压迫静脉而导致血流动力学紊乱和血管内皮的损伤,最终导致血栓形成和静脉阻塞。多数的视网膜分支静脉阻塞出现在颞侧分支,可能是因为这里是动静脉交叉最为集中的地方。血管性疾病还包括巨大血管瘤、Coats 病、视网膜毛细血管瘤等,这些疾病往往会引起视网膜分支静脉阻塞。

高血压是视网膜分支静脉阻塞最常见的全身相关性疾病,研究证明了静脉阻塞和高血压之间的重要关系。该研究还发现了分支静脉阻塞与糖尿病、高脂血症、青光眼、吸烟及动脉硬化有关。视网膜分支静脉的阻塞与饮酒和高密度脂蛋白的水平呈负相关。

组织病理学研究表明,阻塞的血管都有新鲜或者陈旧的血栓形成。部分的患者能看到阻塞区域的视网膜缺血萎缩。所有的患者都有不同程度的动脉粥样硬化,但未发现同时有动脉血栓形成。

(二)临床表现

1.症状

一般患者主诉为突然出现视物模糊或者视野缺损,视力在 1.0 以下。黄斑外区域的阻塞时,视力较好,但当黄斑分支受累时,视力明显下降。

2.体征

眼球前段检查一般正常。分支静脉阻塞位于眼底一个或偶尔的两个象限,阻塞部位一般靠近视盘,视网膜出血仅限于阻塞的分支静脉分布区域,以阻塞部位为顶点,呈扇形或三角形排列,以火焰状出血为主。也可少见于远离视盘的后极部,如黄斑分支静脉阻塞。阻塞可引起的血管异常,也可引起大量渗漏,呈黄白色,类似 Coats 病。

3.分类

按临床表现和荧光素眼底血管造影,分支静脉阻塞分为非缺血型和缺血型两类。

(1)非缺血型:轻微阻塞出血量较小,静脉血管迂曲也不明显,如果黄斑区未受损害,患者可能表现出无症状,只有在眼底常规检查时才发现。如果黄斑区受损害,患者会出现黄斑水肿和黄斑出血,视力也随之下降。偶尔的情况下有少量出血的视网膜分支静脉阻塞会进展为完全静脉阻塞,眼底出血和水肿也相应增多,同时视力下降。

(2)缺血型:完全阻塞就会出现网膜大范围出血,形成棉绒斑及广泛的毛细血管无灌注区。20%的缺血型分支静脉阻塞患者发生视网膜新生血管,视网膜新生血管的出现与毛细血管无灌注区的大小呈正相关,视网膜新生血管一般出现在疾病发生后 6~12 个月,也可能几年后才出现。接着可能会出现玻璃体积血,这时则需要做玻璃体切割。分支静脉阻塞的患者很少出现虹膜新生血管。急性视网膜分支静脉阻塞的患者的症状在一段时间后会明显减轻,出血吸收后眼底看起来几乎正常。侧支血管的形成和一系列微血管的改变有助于出血的吸收。晚期出血被吸收后可以看到毛细血管无灌注区,以及由于慢性黄斑囊样水肿引起的视网膜前膜和黄斑色素沉着。牵拉性或渗出性视网膜脱离少见。当有严重缺血情况存在的时候,在阻塞的分支血管分布的区域可见视网膜脱离。

4.辅助检查

(1)荧光素眼底血管造影:对于分支静脉阻塞的诊断和治疗有重要的指导意义。动脉充盈一般正常,但是阻塞的静脉充盈延迟,由于大量出血和毛细血管无灌注造成片状弱荧光,可见迂曲的毛细血管,阻塞部位的视网膜静脉出现静脉壁荧光染色。病情较长的患者,可出现动静脉异常吻合和新生血管大量的渗漏荧光,但是侧支循环血管无荧光渗漏。分支静脉阻塞累及黄斑时,则会出现黄斑花瓣样水肿。黄斑花瓣样水肿可能包括整个黄斑区,也可能是部分,这取决于阻塞血管的分布。

(2)光学相干断层成像检查:用于观察分支静脉阻塞后有无黄斑囊样水肿或视网膜弥漫水肿、神经上皮层脱离、视网膜出血、视网膜前膜、视盘水肿等。在治疗过程中,可准确观察黄斑水肿消退的情况。

(三)诊断和鉴别诊断

1.诊断

主要依据典型的临床表现和荧光素眼底血管造影特征,确诊并不难,但应区分是缺血型还是非缺血型,并应努力寻找引起分支静脉阻塞的原因。

2.鉴别诊断

(1)糖尿病视网膜病变:该病为血糖升高引起,一般为双眼发病,出血可位于眼底任何部位,散在点状和片状。在缺血区常可见散在微血管瘤和硬性渗出。静脉迂曲、曲张没有视网膜分支静脉阻塞明显。但是静脉阻塞患者有时也可能合并有糖尿病,容易与单眼发病的糖尿病视网膜病变相混淆。

(2)高血压视网膜病变:有明显动静脉交叉改变和视网膜出血的高血压视网膜病变容易与视网膜分支静脉阻塞相混淆。高血压视网膜病变常常是双眼发病,眼底有动脉硬化,动脉呈铜丝或者银丝样改变,有动静脉交叉压迫征。静脉有曲张,但并不发暗,无明显迂曲。眼底出血表浅而稀疏,常常可以见到棉絮斑和黄斑区星芒状渗出。视网膜分支静脉阻塞患者多为单眼发病,静脉高度迂曲曲张,血液淤滞于静脉血管呈暗红色。

(3)黄斑毛细血管扩张症:该病患者多为男性,近黄斑中心凹或者黄斑区的毛细血管扩张。临床表现为视物模糊、变形及中心暗点,容易与伴有毛细血管扩张的慢性视网膜黄斑分支静脉阻塞相混淆。但该疾病眼底没有明显的静脉迂曲及出血。

(四)治疗

1.全身药物治疗

参考视网膜中央静脉阻塞。

2.激光治疗

视网膜分支静脉阻塞研究组的研究结果对于黄斑水肿和视网膜新生血管这

两个视网膜分支静脉阻塞最主要的特征性病变的治疗有着很大的指导意义。

（1）黄斑水肿：由于部分视网膜分支静脉阻塞患者有一定自愈倾向，视力有时都能自行恢复，因此患者在发病后的3个月内一般不建议采用激光治疗。光凝范围在黄斑无血管区的边缘与大血管弓之间，光斑大小为100 μm，视网膜产生灰白色（Ⅰ级）反应斑。4～6周后复查荧光素眼底血管造影。黄斑持续水肿的患者需要在残留的渗漏区补充光凝。

（2）视网膜新生血管：荧光素眼底血管造影发现有视网膜缺血区，就要及时进行缺血区视网膜光凝，预防发生新生血管，从而降低玻璃体积血的发生率。已经发生视网膜新生血管者，仍要在视网膜缺血区及周围补打激光。激光光斑大小为500 μm，视网膜出现白色（Ⅱ级）反应斑。

3.视网膜动静脉鞘膜切开术

视网膜动静脉鞘切开术适用于动静脉交叉压迫引起的视网膜分支静脉阻塞。因视网膜动脉和静脉被包裹在一个鞘膜内，动脉硬化对相对缺乏弹性的静脉产生压迫，通过切除该鞘膜可解除压迫。该手术对恢复视网膜的血液灌注，使视网膜内出血和黄斑水肿减轻有较好的效果，但不能改善已出现的视网膜无灌注状态。因此该手术适宜在视网膜分支静脉阻塞早期进行。

4.玻璃体腔内注药

肾上腺糖皮质激素及贝伐单抗、雷珠单抗等玻璃体腔内注药。

（五）治疗效果

分支静脉阻塞研究小组发现对于视力在≤0.5、荧光素眼底血管造影显示黄斑水肿的患者，做黄斑区格子样光凝，可以减轻黄斑水肿和提高视力，平均视力提高一至两行。激光治疗黄斑囊样水肿有一定疗效，但玻璃体腔内注射曲安奈德疗效尤为显著，两者可以结合使用，治疗后黄斑水肿及视力有明显改善。动静脉鞘切开术有一定疗效，在15例患者中有10例手术后平均视力提高4行以上（Snellen视力表）；有3例视力下降，平均下降2行，所有的患者的视网膜下出血及黄斑水肿均有减轻。关于玻璃体手术联合或不联合内界膜剥离术治疗黄斑水肿，其临床治疗效果和经济性，安全性尚待进一步考证。

在治疗并发症方面，抗血管内皮生长因子药已被证实对黄斑水肿有效，但由于价格高，有一些患者需要多次注射。因此，临床正在研究更多靶点半衰期更长的抗血管内皮生长因子药代替之。

第三节 视网膜动脉阻塞

视网膜动脉阻塞可导致受累血管供应区的视网膜视功能严重损害。虽然视网膜动脉阻塞发生率低,但视功能损害严重,同时提示患者可能患有危及生命的全身性疾病,需进一步治疗。视网膜中央动脉阻塞的平均发病年龄为 60 岁,但动脉阻塞可发生于任何年龄。男性稍多于女性,无种族差异。视网膜动脉阻塞的发病机制复杂,最常见的病因为栓子、血栓形成、血管炎和血管痉挛。

一、视网膜中央动脉阻塞

视网膜中央动脉阻塞是眼科急诊疾病之一,临床表现为无痛性单眼视力严重下降。发病起始,90%的患眼视力低于 0.05。该病视力下降严重,预后差,临床上需尽早抢救治疗,并注意患者的全身状况。

(一)病因与发病机制

发病率约为 1/10 000,多见于中老年人,也可见于儿童。平均发病年龄为 60 岁,男性比女性多见。双眼发病率占 1%～2%。当双眼同时发病时,要考虑到其他疾病,如心血管疾病、巨细胞动脉炎和其他血管炎性疾病。

视网膜中央动脉阻塞的主要病因有栓子、腔内血栓、动脉粥样硬化斑下的出血、血管炎、血管痉挛、动脉瘤、循环障碍和高血压动脉病变。视网膜中央动脉阻塞的病因与相关全身性疾病变密切相关。视网膜中央动脉阻塞患者中,2/3 有高血压病史,1/4 的患者有糖尿病病史。

1.血栓形成

高血压(动脉粥样硬化斑形成)、颈动脉粥样硬化、心血管疾病(风湿、二尖瓣脱垂等)、左心室肥大、心脏黏液病、心肌梗死后血栓形成、静脉内药物滥用、脂质栓子(胰腺炎)、医学检查与治疗(头颈部类固醇皮质激素注射、球后注射、血管照相术、淋巴造影术、子宫输卵管 X 线摄影术)、肿瘤等。眼动脉的分支通过泪腺动脉、额动脉、滑车上动脉和鼻背动脉广泛分布额面部,并与同侧和对侧额面部动脉有着丰富吻合支,在面部注射药物压力过高,导致逆行栓塞机制,可引起视网膜中央动脉阻塞和脑部动脉血管栓塞表现。

心源性视网膜栓子的多中心研究发现,心脏疾病与急性视网膜动脉阻塞密切相关。视网膜中央动脉阻塞患者中,约 50%存在器质性心脏疾病,但这些患者中只有10％的病情严重到需要抗凝治疗或手术。

视网膜中央动脉阻塞患者中,45％会存在同侧颈动脉粥样硬化斑或狭窄。很多研究已表明,颈动脉内膜切除术对治疗明显的颈动脉狭窄具有较好的效果。

2.创伤(挤压、痉挛或直接的血管损害)

眶骨折修复手术、麻醉、穿通伤、鼻部手术、眼睑毛细血管瘤注射、药物或酒精性昏迷等。

3.凝血性疾病

镰状细胞贫血、高胱氨酸尿症、口服避孕药、血小板计数异常、妊娠、抗血栓形成素缺乏等。

4.眼部相关疾病

视盘玻璃疣、眼压升高、弓形体病、耳神经炎等。

5.胶质-血管性疾病

红斑狼疮、多发性动脉炎性结节、巨细胞动脉炎、韦格纳肉芽肿等。

6.血管炎

毛霉菌病、放射性视网膜病变、白塞病。

7.其他相关疾病

心室造影术、偏头痛、低血压、舞蹈病等。

(二)临床表现

1.症状

发病前,部分患者会出现有短暂黑蒙(即无光感)发作的先兆症状或无任何先兆,突然发生无痛性视力急剧下降(几秒钟内),完全性表现无光感,不完全性阻塞可残留部分视力,而有先天性睫状视网膜动脉患者,中心视力可保持正常。

2.体征

急性视网膜中央动脉阻塞患者的眼前段正常。如果同时伴有眼前段虹膜新生血管,则要考虑到是否同时存在颈动脉阻塞。颈动脉阻塞可导致虹膜新生血管,从而引起眼压升高。如果眼压超过视网膜中央动脉的灌注压,则很容易发生视网膜动脉阻塞。

视网膜中央动脉阻塞发生后的几秒钟,就可出现患眼瞳孔中度散大和相对性瞳孔传入阻滞的体征(直接光反射迟钝或消失,间接光反射灵敏)。在阻塞的早期阶段(2小时内),眼底看起来是正常的,但相对性瞳孔传入阻滞检查表现为阳性,如果阻塞是一过性或阻塞已自发消除,也可表现阴性。

全视网膜灰白水肿,但以后极部明显,呈弥漫性乳白色,黄斑呈现樱桃红点,是诊断视网膜中央动脉阻塞的重要临床体征。视网膜内层的缺血坏死使视网膜呈现乳白色水肿浑浊,黄斑区的视网膜菲薄,很容易看到视网膜的色素上皮层和脉络膜,因此显示樱桃红点(紫红色)。最初视盘可正常或边界不清,最终表现为视盘苍白。视网膜的浑浊水肿需要 4~6 周才能消失,视网膜血管狭窄和视盘受损区的神经纤维层萎缩缺失。

视网膜动脉血管变细,血管颜色发暗。不完全阻塞的患者可见到节段性红细胞血柱缓慢移动。有睫状视网膜动脉的患者,由于该动脉起自睫状后短动脉,在发生视网膜中央动脉阻塞时,该动脉供应血流正常。在大片灰白色视网膜水肿衬托下,视盘颞侧保留一舌状正常视网膜颜色区域。

视网膜中央动脉阻塞中 20%~40% 的患眼可在视网膜动脉中看到栓子。最常见的是黄色闪光的胆固醇栓子。这种栓子主要来自颈动脉的动脉粥样硬化斑块。除此之外,还可能来自主动脉弓、眼动脉,甚至是视网膜中央动脉。胆固醇栓子通常很小,常不会完全阻塞视网膜动脉,因此常无临床表现。还有一种少见的栓子是来自额部皮下注射泼尼松,引起视网膜中央动脉阻塞。

在有些患眼中,会观察到视盘上的视网膜中央动脉中有不闪光的大栓子,周围视网膜动脉中有很多小的胆固醇栓子。虽然大小栓子在检眼镜下看起来有差异,但其实它们来源一致,只是大栓子周围聚集了大量的纤维蛋白-血小板组织。钙化栓子较胆固醇栓子少见,通常体积较大,阻塞程度更严重,一般来自心脏瓣膜。视网膜动脉可见栓子的出现率与死亡率相关。可见栓子的患者死亡率为56%,无栓子的患者死亡率为 27%。与眼缺血综合征相似,其主要死亡病因为心脏疾病。在急性视网膜动脉阻塞中发现栓子,并不提示颈动脉具有病理性狭窄或心脏病。

约 20% 的急性视网膜动脉阻塞会出现虹膜红变。视网膜中央静脉阻塞时,虹膜新生血管平均出现于阻塞后的 5 个月;视网膜中央动脉阻塞时,虹膜新生血管平均出现于阻塞后的 4~5 周,最早为 1 周,最晚为15周。阻塞严重且阻塞时间长的患眼更容易发生虹膜红变。如果阻塞在发病的最初几天得到解决,则很少发生虹膜红变。虹膜红变患眼 65% 可通过全视网膜光凝进行治疗。2%~3% 的视网膜中央动脉阻塞患眼可出现视盘新生血管,与出现虹膜新生血管相似。若在急性阻塞时同时出现视盘新生血管,就要高度怀疑是否存在潜在的颈动脉阻塞。

3.辅助检查

(1)荧光素眼底血管造影:可表现为视网膜动脉充盈迟缓或可见动脉充盈的

前锋(最具特异性的表现)。但最常见的特征为视网膜动静脉期延长(从视网膜动脉出现荧光素到相应静脉完全充盈的这段时间)。有时会出现视盘晚期染色,但很少看到视网膜血管壁染色。视网膜动脉完全无充盈是极少出现的(小于2%)。

正常眼的脉络膜在视网膜动脉充盈前1~2秒开始充盈,5秒钟即可完成全部充盈。视网膜中央动脉阻塞患眼的脉络血管床通常可正常充盈,只有10%的患者会出现5秒以上的充盈延迟。视网膜中央动脉阻塞患眼检查时,如脉络膜充盈明显延迟,应考虑到发生眼动脉阻塞或颈动脉阻塞的可能性。

视网膜循环在发生急性视网膜中央动脉阻塞后,有明显的重建循环倾向。因此,虽然动脉狭窄和视力损害将持续存在,但荧光素眼底血管造影可在一定的时间恢复正常。

(2)光学相干断层成像检查:在视网膜中央动脉阻塞的急性期,后极部视网膜神经上皮层水肿增厚,内核层以内各层结构不清,外丛状层以内反射增强,内核层反射性减弱,呈一低反射带;光感受器外节不完整,高反射视网膜色素上皮层正常。在视网膜中央动脉阻塞的萎缩期,后极部视网膜神经上皮层均明显变薄且反射性减弱,外界膜以外各层可表现正常。

(3)眼电生理检查:视网膜中央动脉阻塞发生时,因内层视网膜缺血,视网膜电图表现为b波波幅下降[b波对应Müller和/或双极细胞的功能]。对应光感受器功能的波通常不受影响。但也有某些患眼视力下降而视网膜电图检查正常的,可能与视网膜血流重建有关。

(4)视野检查:视网膜中央动脉阻塞患眼视野,通常残留颞侧视岛,可能因为脉络膜影响其相应的鼻侧视网膜。在拥有睫状视网膜动脉的患眼,可会保留小范围的中心视力。根据阻塞的程度和范围不同,周边视野也会有不同程度的保留。

(三)诊断

突然发生或多次短暂发作黑蒙后单侧无痛性视力急剧下降,患眼相对性瞳孔传入阻滞阳性。视网膜动脉变细或有节段性血柱缓慢移动、视网膜苍白水肿和黄斑樱桃红点外观,可确诊视网膜中央动脉阻塞。辅助检查有助于早期确诊。还应积极寻找发生视网膜中央动脉阻塞的原因,做出病因诊断。

(四)治疗

动物实验表明,视网膜中央动脉阻塞90~100分钟后,视网膜就会造成不可逆的损害。但事实上,在临床上视网膜中央动脉很少发生完全性阻塞。另外,动物模型制作时,是在视网膜中央动脉进入视神经处造成阻塞,而临床上患者发生视网膜中央动脉阻塞时不一定都在该部位发生阻塞。临床上,视网膜动脉阻塞发生后的3天内一般都会有视力的恢复。因此,推荐视网膜中央动脉阻塞视力损害后的24小时内都要给予积极的眼部治疗。

1.按摩眼球

可以应用 Goldmann 接触镜或通过手指按摩完成,持续压迫眼球 10～15 秒,然后突然放松,这样不断重复。虽然眼球按摩很难冲走阻塞的栓子,但眼球按摩可扩张视网膜动脉,提高视网膜血流灌注量。眼压突然升高后又突然下降可以增加 86％ 的血流量。

2.吸氧

持续低流量吸入 95％ 的氧和 5％ 的二氧化碳混合气体。虽然高浓度氧可使视网膜动脉收缩,但视网膜中央动脉阻塞患者吸入 95％ 的氧后,氧可通过脉络膜扩散在视网膜表面维持正常的氧压力。另外,二氧化碳可使血管舒张,也可提高视网膜的血流量。

3.前房穿刺放液术

也曾在临床应用,原理与眼球按摩相似。但因为有创伤性,且临床效果有限,现在很少应用。

4.溶栓治疗

疗效有争议,且要注意该方法治疗后产生的全身并发症,以防脑血管意外。眶上动脉注射溶纤维蛋白剂治疗视网膜中央动脉阻塞也有报道,但未见更多的临床应用。

5.其他治疗

球后注射或全身应用血管扩张药。球后注射存在球后出血的风险,球后血肿可使视网膜动脉的血流进一步减少。舌下应用硝酸甘油(强效血管扩张药)有时可使视网膜血流恢复正常。全身抗凝剂一般不应用于视网膜中央动脉阻塞的治疗。

(五)治疗效果

发病初期,患眼的视力 90％ 为指数和光感。如眼底可见栓子,则患眼视力普遍较差。视网膜中央动脉阻塞患眼中,约 25％ 的患眼会存在睫状视网膜动脉供应黄斑区,其中 80％ 的患眼在 2 周后视力可提高至 0.4 以上。虽然发病时只有中心视岛的可见视野,但治疗后其周边视野可以明显恢复。

视网膜中央动脉阻塞患眼的最终视力通常为指数。但是对于存在睫状视网膜血管供应黄斑的患眼,视力可提高至 1.0。视网膜中央动脉阻塞发生后期,眼底改变包括视神经萎缩、视网膜动静脉变细和视网膜变薄。

二、视网膜分支动脉阻塞

视网膜分支动脉阻塞发生于视网膜的分支动脉,表现为阻塞血管供应区视野的无痛性缺损。与视网膜中央动脉阻塞相比,范围较小,但同样对视网膜功能损害严重,也需尽早治疗。

(一)病因与发病机制

在急性视网膜动脉阻塞患者中,视网膜中央动脉阻塞约占 57%,视网膜分支动脉阻塞约占 38%,睫状视网膜动脉阻塞约占 5%。视网膜分支动脉阻塞中,90% 以上为颞侧视网膜动脉阻塞。目前尚不清楚原因。

视网膜分支动脉阻塞的病因与视网膜中央动脉阻塞相似。如果阻塞发生在动脉分叉点,一般都是栓子阻塞。

(二)临床表现

1. 症状

不累及黄斑区的患者,可感觉不到视力改变,或仅感到视力模糊或有固定黑影;累及黄斑区的患者,可感到视力急性下降。

2. 体征

视网膜分支动脉阻塞表现为阻塞血管支配区域的视网膜变白(后极部最明显),而缺血区边缘处视网膜的白色更明显。推测与视神经纤维到达缺血区视网膜时轴浆流动受阻有关。30% 的患者可发现动脉栓子。

视网膜分支动脉阻塞后,病变区有时会出现新生血管,多见于糖尿病患者。也有极少数患者会出现虹膜新生血管。检查时,可见到视网膜动脉侧支循环的形成,这也是视网膜分支动脉阻塞后的特征性改变。视网膜分支动脉阻塞后的数周或数月后眼底外观可恢复正常。

(三)诊断

临床上表现为单眼无痛性视力急剧下降。后极部阻塞血管分布区视网膜明显苍白。荧光素眼底血管造影可见受累血管充盈延迟,后期有时可见逆向充盈。

(四)治疗

视网膜分支动脉阻塞的治疗与视网膜中央动脉阻塞相同。因为视网膜分支动脉阻塞的视力预后明显好于视网膜中央动脉阻塞,因此,一般不采用具有创伤性的治疗手段,如前房穿刺、球后注射。

(五)治疗效果

视网膜分支动脉阻塞发生时,因黄斑区仍有部分正常血供,因此视力通常相对较好。80%以上患眼的最终视力可达到 0.5 以上,但视野缺损会一直存在。视力预后与黄斑区受累程度相关,波动于 0.05～1.0,如果黄斑中心凹周围的视网膜全部变白,则视力预后差。

三、睫状视网膜动脉阻塞

睫状视网膜动脉阻塞是由睫状视网膜动脉阻塞引起的眼部损害。大约 35%的眼和 50%的人存在睫状视网膜动脉。

(一)病因与发病机制

睫状视网膜动脉来自睫状后短动脉,一般是与视网膜中央动脉分开,从视盘的颞侧进入视网膜。荧光造影检查中,约 32%的眼底可见到睫状视网膜动脉,它与脉络膜循环同时充盈,比视网膜动脉充盈时间提前 1～2 秒。

(二)临床表现

1.症状

典型的临床表现为睫状视网膜血管分布对应区的旁中心暗点,经常不被患者察觉。

2.体征

睫状视网膜动脉阻塞时,表现为其血管支配区域的视网膜变白。一般为以下 3 种情况:①单纯睫状动脉阻塞;②睫状视网膜动脉阻塞合并视网膜中央静脉阻塞;③睫状视网膜动脉阻塞合并前段缺血性视神经病变。

(1)单纯睫状动脉阻塞:一般视力预后良好。90%可恢复到 0.5 以上,其中 60%可达到 1.0。

(2)睫状视网膜动脉阻塞合并视网膜中央静脉阻塞:约 70%的患眼视力预后高于 0.5,视力下降的主要原因可能与视网膜中央静脉阻塞有关。视网膜中央静脉阻塞的患者中约 5%合并睫状视网膜动脉阻塞。目前病因尚不明确,推测可能因为睫状视网膜动脉的流体静力学压力与视网膜中央动脉相比,相对较低,当静脉血管系统压力升高时,睫状视网膜动脉容易发生血流淤积和血栓形成。睫状视网膜动脉阻塞合并视网膜中央静脉阻塞时,静脉阻塞一般为非缺血型,因此很少发生虹膜红变和新生血管性青光眼。但是,如果此时视网膜中央静脉阻塞为缺血型时,则很难发现同时存在的睫状视网膜动脉阻塞。

(3)睫状视网膜动脉阻塞合并前段缺血性视神经病变:睫状视网膜动脉阻塞合并前段缺血性视神经病变约占睫状视网膜动脉阻塞的 15%。因视神经受损,视力预后很差,一般在无光感到 0.05 之间。检查时,可见睫状视网膜动脉支配区视网膜变白,同时视盘充血水肿或苍白水肿。视盘苍白水肿提示病因为巨细胞动脉炎,视力预后比视盘充血水肿更差。

睫状视网膜动脉阻塞的病因与视网膜中央动脉阻塞的病因相似。如合并前段缺血性视神经病变,则需注意是否存在巨细胞动脉炎。

(三)诊断

旁中心暗点,眼底检查可见睫状视网膜动脉供应区的视网膜变白。因阻塞后视网膜受累面积较小,相对性瞳孔传入障碍通常为阴性。

(四)治疗

同视网膜分支静脉阻塞。

(五)治疗效果

睫状视网膜动脉单独发生时,预后等同甚至好于视网膜分支动脉阻塞,90%患者的视力可恢复到 0.5 以上。睫状视网膜动脉阻塞合并视网膜中央静脉阻塞时,其预后与视网膜中央静脉阻塞的并发症相关,如黄斑水肿、视网膜缺血和出血。

四、毛细血管前小动脉阻塞

视网膜毛细血管前小动脉阻塞表现为棉绒斑,临床中常见的棉绒斑为毛细血管前小动脉阻塞,不单独出现,常合并高血压视网膜病变、糖尿病视网膜病变、白血病等。

(一)病因与发病机制

视网膜前毛细血管小动脉急性阻塞可能与血管内皮受损,血栓形成,血管炎症或红细胞阻塞等有关。可见于高血压、糖尿病或放射性视网膜病变或红斑狼疮、白血病、妊娠高血压综合征等全身性疾病。

(二)临床表现

1.症状

多无症状,常为其他眼底病变的一个表现,如高血压视网膜病变、糖尿病视网膜病变等。

2.体征

视网膜前小动脉阻塞,导致视网膜局部缺血、视网膜棉绒斑。荧光素眼底血管造影表现为斑片状无灌注区,邻近毛细血管扩张,有的呈瘤样扩张,晚期荧光渗漏。前小动脉阻塞的部位和大小不同,视力表现也不同。数天或数周后,小动脉重新灌注,重建的毛细血管床迂曲。晚期受累的视网膜局部变薄,透明度增加,形成局限凹面反光区,表示此处视网膜曾有缺血改变。

(三)诊断和鉴别诊断

1.诊断

眼底可见局部水肿的棉绒斑,走行与视网膜神经纤维走行一致,边界不清。

2.鉴别诊断

需要与有髓神经纤维、硬性渗出等鉴别。有髓神经纤维多位于视盘旁,走行同神经纤维一致,但多数范围较棉绒斑大,有特征性的彗星尾样形态。硬性渗出为视网膜血浆成分,细胞间的水肿,边界清楚,与棉绒斑细胞内的水肿不同。

(四)治疗

原则同视网膜中央动脉阻塞,要注意原发病的治疗。

五、眼动脉阻塞

眼动脉阻塞时,因视网膜循环和脉络膜循环同时被阻断,因此视功能损害非常严重。

(一)病因与发病机制

在颈内动脉阻塞的患者中发病率约为5%,发病机制主要为血管闭塞、血管栓塞、眼压升高或全身低血压、动脉痉挛几方面的原因导致视网膜动脉灌注不足而造成视功能的损害。

另外,由于眼动脉大多来自颈内动脉,少数来自颈外动脉的脑膜中动脉,鼻部有连接颈外和颈内动脉的筛前动脉、筛后动脉、滑车动脉、鼻背动脉,故鼻、眶部注药时,栓子都有逆行进入眼动脉的可能。

(二)临床表现

1.症状

眼动脉阻塞患者主要表现为单侧视力骤然无痛性丧失,视力波动于指数与无光感之间,无光感多见。部分患者感到眼球和眼眶疼痛及同侧偏头痛,这种疼痛多是因为缺血,而非高眼压所致。其他少见症状还有结膜血管扩张、突眼等。

2.体征

由于眼内供血减少可以产生类似感染、毒素、免疫反应、外伤等炎症反应,角膜后沉着物和房水闪辉阳性,玻璃体轻度浑浊。视盘水肿,视网膜动脉纤细如线,血管管腔内无血柱而呈银丝状,视网膜苍白水肿。由于脉络膜循环障碍,黄斑部呈黄色或樱桃红斑。眼压常比健眼低 0.5 kPa(4 mmHg)。患眼相对性瞳孔传入阻滞明显。

对于不完全阻塞的可疑患者,则需要做特殊检查以资鉴别诊断,这些检查方法有:①荧光素眼底血管造影表现为脉络膜弱荧光,臂-脉络膜循环时间和臂-视网膜循环时间明显延长,动脉充盈延迟并可见动脉前锋,静脉回流迟缓与弱荧光;②视网膜电图检查见 a 和 b 波平坦或消失;③经颅彩色多普勒检查可以测定颈、眼动脉狭窄处管腔的血流频谱低平、血流速度降低;④眼和眶部磁共振成像检查显示眼动脉供血的视神经鞘、眶脂肪、眼外肌的信号增强。

因视网膜内外层均无血液供应,故视网膜乳白色水肿比视网膜中央动脉阻塞更严重。因此,视力损害也比视网膜中央动脉阻塞严重,常为无光感。40%患者眼底无樱桃红点表现,原因为脉络膜与视网膜中央动脉血供同时受阻,脉络膜和视网膜色素上皮层也因缺血而浑浊水肿。晚期可见后极部特别是黄斑区色素紊乱严重。

(三)诊断和鉴别诊断

患者出现单侧视力骤然无痛性丧失,降至指数或无光感。典型的眼底改变为视盘苍白水肿,视网膜血流可呈节段性流动,视网膜广泛变白,呈急性梗死状,无樱桃红点表现。荧光素眼底血管造影显示无脉络膜背景充盈或脉络膜背景充盈明显延迟,视网膜血管充盈不足或明显延迟。

主要同视网膜中央动脉阻塞鉴别,眼动脉阻塞时,无黄斑樱桃红表现,视网膜电图的 a 波和 b 波同时消失,荧光素眼底血管造影脉络膜背景荧光异常。而视网膜中央动脉阻塞时,因脉络膜循环正常,因此可见黄斑樱桃红改变,a 波存在,荧光素眼底血管造影背景荧光正常。

(四)治疗

对于眼动脉阻塞及视网膜中央动脉阻塞的患者,要早期发现、早期检查、早期治疗,尽早恢复血液循环,抢救患者的视功能。目前采取多种措施进行综合治疗,包括眼球按摩、扩张血管药物等,但疗效甚微。

值得注意的是,近年来,随着头面部整形手术、注射胶原蛋白或曲安奈德等治疗的增多,眼动脉阻塞患者偶有发生。因此,眼部、鼻部、眶部注药前,首先需排空注射器内空气,其次是注药时必须回抽无血才能注入,以保证患者安全。

(五)治疗效果

治疗后,视力仍然很少提高。眼动脉阻塞的后期眼底表现为视盘苍白,视网膜动静脉变细。因发病时,视网膜色素上皮和脉络膜毛细血管层明显缺血,因此,后期也可表现出视网膜色素上皮异常。

六、视网膜大动脉瘤

视网膜大动脉瘤(retinal arterial macroaneurysm,RAMA)是视网膜动脉管壁局限性纺锤状或梭形膨胀,产生不同程度的视网膜出血、渗出或玻璃体积血,常引起视力下降。

(一)病因与发病机制

视网膜大动脉瘤是特发性获得性视网膜大动脉扩张,主要发生在视网膜动脉第二分支及第三分支、分岔点或动静脉交叉处。最常见颞上动脉分支,较少见睫状视网膜动脉或视盘动脉。视网膜大动脉瘤的病理生理还没有完全被了解。假设之一是动脉硬化导致血管壁纤维化,结果减少了管壁的弹性,管内压升高导致管壁局限扩张。另一假设是栓子栓塞(原已经存在血管巨大动脉瘤)或动脉内血栓形成导致机械损伤内皮细胞或外膜血管壁,使血管壁容易形成血管瘤。高血压是最常见的相关危险因素;慢性静脉血液淤滞和动脉硬化起到一定作用;其他危险因素包括高血脂和全身血管性疾病(如结节性多动脉炎、结节病、糖尿病、类风湿性关节炎和雷诺病)。

(二)临床表现

视网膜大动脉瘤最常见于 60 岁以上的老年人(平均 57～71 岁),也可发生在16 岁的年轻人。女性多见,占 71%～80%,多是单眼,但有 10% 是双眼发病,20% 的患者是沿着同一条血管或多条血管的多个动脉瘤。

1.症状

典型表现为突然无痛性视力下降,玻璃体腔内积血可引起黑影。很多患者也可无症状,只是在常规检查才发现,尤其在视网膜大动脉瘤没有累及到黄斑的渗出、水肿或视网膜下出血时。

2.体征

眼球前段检查一般正常。视网膜大动脉瘤多数位于颞侧视网膜动脉的第

二、三级处,没有并发症的动脉瘤呈橘红色囊样或梭形。有眼底出血表现为多层:视网膜前、内界膜下、视网膜内和视网膜下。玻璃体内见条状或团块状暗红色积血,位于大动脉瘤附近;内界膜下和视网膜内出血呈暗红色圆形,视网膜下出血形态不规则,视网膜血管走形其表面。大量黄白色脂质渗出物环绕动脉瘤周围,在10%的患者中可见到动脉瘤搏动。不伴有渗出的黄斑水肿很少见,在单纯黄斑区神经上皮脱离可不伴有渗出。

3.辅助检查

(1)荧光素眼底血管造影显示瘤样扩张的动脉立即充盈和渗漏荧光,如果有内界膜下和视网膜内出血遮挡,可在出血周围见到环形强荧光。受累及的动脉可显示变细和不规则,周围的毛细血管渗漏荧光。

(2)吲哚青绿血管造影:因吲哚青绿血管造影的激发光谱为红外光,能穿透致密出血,比荧光素眼底血管造影显示大动脉瘤更加清楚。造影早期动脉瘤就显示强荧光,晚期动脉瘤完全充盈呈圆形或椭圆形。

(3)光学相干断层成像检查:最初病灶处的视网膜结构正常,后来黄斑发生变性,尤其是黄斑区视网膜外层;渗出引起广泛的视网膜水肿,以视网膜外层水肿最显著,还能显示黄斑区神经上皮脱离。

(三)诊断和鉴别诊断

1.诊断

老年患者,突然无痛性视力下降和眼前黑影,眼底见到多层出血,视网膜动脉一处和多处局限扩张伴动脉瘤周围大量黄白色渗漏,荧光素眼底血管造影和吲哚青绿血管造影显示病变血管梭形扩张和渗漏,可确诊。

2.鉴别诊断

(1)外伤性多层出血:患者有外伤后视力下降病史,不难与视网膜大动脉瘤鉴别。

(2)分支静脉阻塞:眼底的渗出和出血是以静脉阻塞处为顶端呈扇形。荧光素眼底血管造影显示是静脉异常阻塞,可与发生在动脉的大动脉瘤鉴别。

(3)视网膜血管瘤病:大多发生在视网膜周边部,有较粗大的输入和输出滋养血管,容易鉴别。

(4)海绵状血管瘤:在眼底呈蔓状暗红色隆起,荧光素眼底血管造影早期充盈不良,中晚期充盈不均匀,呈雪片状,无荧光渗漏。

(5)动静脉畸形:可形成瘤样红色扩张,但荧光素眼底血管造影无荧光渗漏。

(6)糖尿病视网膜病变:双眼发病,严重程度相似,视网膜散在出血点、微动脉瘤;荧光素眼底血管造影显示广泛微动脉瘤、毛细血管闭塞和新生血管形成。容易与视网膜大动脉瘤鉴别。

(7)渗出性年龄相关性黄斑病变:出血常发生黄斑区,扩张和渗漏的新生血管位于黄斑区内,与视网膜动脉无联系,光学相干断层成像检查常显示玻璃膜疣,可与视网膜大动脉瘤鉴别。

(8)黄斑毛细血管扩张症:是双眼中心凹旁毛细血管扩张和渗漏。

(9)成人 Coats 病:是中心凹旁毛细血管粟粒样扩张伴大量黄白色渗出,与视网膜大动脉瘤发生在视网膜动脉第二、三级分支处不同。

(四)治疗

1.观察

因大多数动脉瘤能自行退化,恢复良好视力,因此对该病能很安全地进行观察。

2.治疗全身性疾病

应适当地治疗高血压和其他全身性危险因素。

3.激光治疗

激光适应证是慢性黄斑渗漏或水肿引起的视力下降。用激光直接照射大动脉瘤可改善一些患者的视力,但也有研究认为直接光凝血管瘤并不能提高视力,还可引起视网膜分支动脉阻塞。用激光治疗动脉瘤周围的区域也可改善某些黄斑水肿患者的视力。位于黄斑区的视网膜出血时,如果出血尚未凝固,可用 Nd:YAG 激光在出血灶的下端切穿表面透明玻璃体膜或内界膜,让出血进入玻璃体腔内,可改善视力,但有黄斑损伤的风险。

4.玻璃体腔内注射抗血管内皮生长因子

玻璃体腔内注射贝伐单抗组与没注射组对比,平均观察>10 个月,注射后早期黄斑区视网膜水肿明显减轻。但最终随访,注射组和对照组在最佳矫正视力和黄斑区视网膜厚度没有显著的不同。

5.玻璃体手术

严重的玻璃体腔内积血观察一个月不吸收,则应做玻璃体切除手术清除。

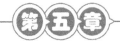

视神经疾病

第一节 视 盘 水 肿

一、概述

视盘水肿是指视盘被动水肿,无原发性炎症,早期无视功能障碍。多是其他全身性疾病的眼部表现。

(一)病因

引起视盘水肿的疾病很多。①颅内原因有颅内肿瘤、炎症、外伤、先天畸形等。②全身原因有恶性高血压、肾炎、肺心病等。③眶内原因有眼眶占位、眶内肿瘤、血肿、眶蜂窝织炎等。④眼球疾病有眼球外伤或手术使眼压急剧下降等。

(二)发病机制

视神经的轴质流的运输受到阻滞。

二、诊断思路

(一)病史要点

1.症状

(1)常双眼,视力多无影响,视功能可长期保持正常的特点是视盘水肿的一个最大特征。少数患者有阵发性黑蒙,晚期视神经继发性萎缩引起视力下降。

(2)可伴有头痛、复视、恶心、呕吐等颅内高压症状,或其他全身症状。

2.病史

可有高血压、肾炎、肺心病等其他全身性疾病病史。

(二)查体要点

1.早期型

视盘充血,上、下方边界不清,生理凹陷消失,视网膜中央静脉变粗,视网膜中央静脉搏动消失,视盘周围视网膜成青灰色,视盘旁线状小积血。

2.中期进展型

视盘肿胀明显,隆起3～4 D,呈绒毛状或蘑菇形,外观松散,边界模糊,视网膜静脉曲张、迂曲,盘周火焰状积血和渗出,视盘周围视网膜同心性弧形线。

3.晚期萎缩型

继发性视神经萎缩,视盘色灰白,边界模糊,视网膜血管变细。

(三)辅助检查

1.必做检查

(1)视野。①早期生理盲点扩大(图 5-1)。②视神经萎缩时中心视力丧失,周边视野缩窄。

(2)头颅眼眶计算机体层成像,排除颅内病变。

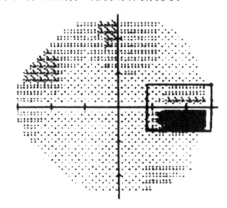

图 5-1　视盘水肿视野表现为生理盲点扩大

2.选做检查

(1)视觉电生理:了解视神经功能。视觉诱发电位表现为大致正常。

(2)荧光素眼底血管造影:动脉期见视盘表层辐射状毛细血管扩张,很快荧光素渗漏,视盘成强荧光染色。

(四)诊断步骤

诊断步骤(图 5-2)。

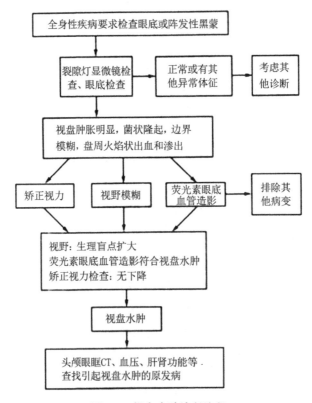

全身性疾病要求检查眼底或阵发性黑矇

裂隙灯显微镜检查、眼底检查 → 正常或有其他异常体征 → 考虑其他诊断

视盘肿胀明显,菌状隆起,边界模糊,盘周火焰状出血和渗出

矫正视力 | 视野模糊 | 荧光素眼底血管造影 → 排除其他病变

视野:生理盲点扩大
荧光素眼底血管造影符合视盘水肿
矫正视力检查:无下降

视盘水肿

头颅眼眶CT、血压、肝肾功能等查找引起视盘水肿的原发病

图 5-2 视盘水肿诊断流程

(五)鉴别诊断

1.视神经乳头炎

突然发病,视力障碍严重,多累及双眼,多见儿童或青壮年,经激素治疗预后较好。眼底表现为视盘充血潮红,边缘不清,轻度隆起,表面或边缘有小积血,静脉曲张、迂曲或有白鞘。视野检查为中心暗点,色觉改变(红绿色觉异常)。

2.缺血性视神经病变

发病年龄多在 50 岁以上,突然发生无痛性、非进行性视力减退,早期视盘轻度肿胀,后期局限性苍白。视野检查为弓形暗点或扇形暗点与生理盲点相连。荧光素眼底血管造影显示视盘早期弱荧光或充盈缺损,晚期视盘强荧光。

3.视盘血管炎

视盘血管炎多见于年轻女性,视力轻度减退,视盘充血潮红,轻度隆起,乳头表面或边缘有小积血。视野可为生理盲点扩大。荧光素眼底血管造影显示乳头表面毛细血管扩张渗漏明显。激素治疗效果好。

4.假性视乳头炎

常双侧,视盘边界不清,色稍红,隆起轻,多不超过1～2 D,无积血渗出,终身不变。视力正常,视野正常,荧光素眼底血管造影正常。

5.高血压性视网膜病变

视力下降,视盘水肿稍轻,隆起度不太高,眼底积血及棉绒斑较多,遍布眼底各处,有动脉硬化征象,血压较高,无神经系统体征。

6.视网膜中央静脉阻塞

视力下降严重,发病年龄较大。视盘水肿轻微,静脉充盈、迂曲严重,积血多,散布视网膜各处,多单侧发生。

三、治疗措施

(一)经典治疗

1.寻找病因及时治疗

在早期和中期进展时治疗能提高视力。

2.药物治疗

高渗脱水剂降低颅内压,如口服甘油、静脉注射甘露醇。辅助用能量合剂(辅酶 A、肌苷等)、B 族维生素等。

3.长期视盘水肿患者

经常检查视力及视野。

(二)新型治疗

不能去除病因,药物无效,在观察过程中发现视力开始减退、频繁的阵发性黑蒙发生,必须及时行视神经鞘减压术。

(三)治疗流程

治疗流程(图 5-3)。

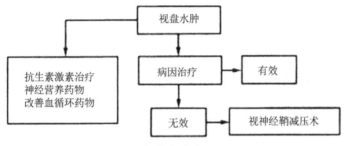

图 5-3　视盘水肿治疗流程

四、预后评价

视盘水肿可逐渐加重,视力障碍发生较晚。病因及早去除,视盘水肿可于 1～2 个月消失,预后良好。然而,长期严重的视盘水肿预后很差。视盘水肿长期高于 5 D 以上对视功能威胁很大;视网膜静脉明显曲张、迂曲,视网膜上大片积血及棉绒斑的早期出现常表示视功能濒临危险关头;视网膜动脉明显狭窄变细表示视神经已经发生严重变化;视盘颜色变白表示视神经已经发生萎缩。

第二节 视盘血管炎

一、概述

视盘血管炎是一种局限于视盘之内的血管炎症。

二、病因

细菌、病毒感染、变态反应。

三、分型

(1)Ⅰ型:由视盘内的睫状血管小分支发生的睫状动脉炎引起,临床表现为视盘水肿者,称为Ⅰ型。

(2)Ⅱ型:由视盘内的视网膜中央静脉炎症引起,临床表现为视网膜中央静脉阻塞者,称为Ⅱ型。

四、临床表现

(1)健康青壮年多见,无性别差异。

(2)单眼多见,偶尔双眼。

(3)患眼视力一般均较正常,或轻微减退,个别视力损害严重,常表现为视物模糊。

(4)患眼视盘明显充血、水肿;视网膜静脉迂曲、怒张,动脉一般无改变;视盘或其邻近区域可有积血、渗出。

(5)眼部其他表现大多正常。

五、诊断

(一)病史

有否感染病史,有否眼球后钝痛病史。

(二)眼部检查

双眼视盘对比,散瞳查眼底。

(三)视野

生理盲点扩大,周围视野多正常。

六、鉴别诊断

主要应与颅内压增高所引起的视盘水肿仔细鉴别。

七、治疗

本病可自愈,病程可长达一年半或更长些。大剂量使用类固醇皮质激素治疗,效果显著,可大大缩短病程,1~2个月可痊愈。对于长时间视盘水肿不缓解者,且伴有缺血改变征象时,应特殊注意。

八、预后

本病少有复发,预后良好。

第三节　视　神　经　炎

一、概述

视神经炎泛指视神经的炎性脱髓鞘、感染、非特异性炎症等疾病,能够阻碍视神经传导功能,引起视功能一系列改变的视神经病变。临床上常分为视神经乳头炎和球后视神经炎。

球后视神经炎一般可分为急性和慢性,后者为多见。

(一)病因

(1)局部炎症。

(2)病毒感染。

(3)全身感染。

（4）营养和代谢性疾病。

（5）中毒。

（6）特发性：多发性硬化、糖尿病、甲状腺功能障碍与本病关系密切。

（二）病理

早期白细胞渗出，慢性期以淋巴细胞和浆细胞为主。中等程度损伤形成少量瘢痕，严重损伤则神经纤维被神经胶质细胞增生代替，引起视神经萎缩。

二、诊断思路

（一）病史要点

视神经乳头炎常突然发病，视力障碍严重，多累及双眼，多见儿童或青壮年，经治疗一般预后较好，我国 40 岁以下者约占 80%。临床表现为视力急剧下降，<0.1。早期前额部疼痛，眼球转动痛。

球后视神经炎突然发病，视力突然减退，甚至无光感。多单眼发病，眶深部痛或眼球转动痛。根据球后视神经受累的部位不同可有以下几种类型。①轴性球后视神经炎：病变主要侵犯乳头黄斑束纤维，表现为视力下降严重，视野改变为中心暗点。②球后视神经周围炎：病变主要侵犯球后视神经鞘膜。梅毒多见，表现为视野向心性缩小。③横断性视神经炎：病变累及整个视神经横截面，表现为无光感（黑蒙）。

（二）查体要点

1.视神经乳头炎

瞳孔不同程度散大，直接对光反射迟钝或消失，间接对光反射存在，单眼患者出现相对性传入性瞳孔障碍，称为 Marcus-Gunn 瞳孔。眼底表现为视盘潮红，乳头表面毛细血管扩张，边缘不清，轻度隆起，筛板模糊，生理凹陷消失，可出现少量积血点。视盘周围视网膜水肿呈放射状条纹，乳头表面或边缘有小积血，静脉曲张或有白鞘。

2.球后视神经炎

瞳孔中等大或极度散大。直接对光反射消失，间接对光反射存在。眼底：早期无变化，3～4 周时视神经色泽改变，颜色变淡。"两不见"症状：患者看不见，医师早期检查无异常。

（三）辅助检查

1.必做检查

（1）视野检查：视神经乳头炎表现为巨大而浓密的中心暗点，重者有周边视野缩小,色觉改变(红绿色觉异常)。球后视神经炎表现为中心、旁中心暗点或哑铃状暗点。

(2)头颅眼眶计算机体层成像检查:排除颅内病变。

(3)荧光素眼底血管造影:动脉期见视盘表层辐射状毛细血管扩张,同时见很多微动脉瘤,早期荧光素渗漏,视盘成强荧光染色。

2.选做检查

视觉电生理检查,了解视神经功能。视觉诱发电位可表现为不同程度的振幅降低,潜伏期延长。病变侵犯视盘黄斑束纤维,主要表现为振幅降低;病变侵犯球后视神经鞘膜,主要表现为潜伏期延长。

(四)诊断步骤

诊断步骤(图 5-4)。

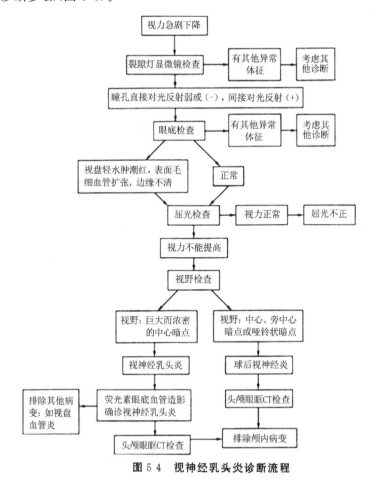

图 5-4 视神经乳头炎诊断流程

(五)鉴别诊断

视神经乳头炎需与以下疾病鉴别。

1.视盘水肿

常双眼,视盘肿胀明显,隆起高达6～9 D,但视功能多正常,或有阵发性黑蒙史。视野早期生理盲点扩大而周边视野正常。常伴有其他全身症状,如头痛、呕吐等。

2.缺血性视神经病变

发病年龄多在50岁以上,突然发生无痛性、非进行性视力减退,早期视盘轻度肿胀,后期局限性苍白。视野检查显示弓形暗点或扇形暗点与生理盲点相连。荧光素眼底血管造影显示视盘早期弱荧光或充盈缺损,晚期视盘强荧光。

3.视盘血管炎

视盘血管炎多见于年轻女性,视力轻度减退,视盘充血潮红,轻度隆起,乳头表面或边缘有小积血。视野可为生理盲点扩大。荧光素眼底血管造影显示乳头表面毛细血管扩张渗漏明显。激素治疗效果好。

4.假性视乳头炎

假性视乳头炎常双侧,乳头边界不清,色稍红,隆起轻,多不超过1～2 D,无积血渗出,终身不变。视力正常,视野正常,荧光素眼底血管造影正常。

球后视神经炎需与头颅或邻近组织肿瘤鉴别,其症状与体征均与球后视神经炎相似,头颅计算机体层成像或磁共振成像检查提示颅内占位。

三、治疗措施

(一)经典治疗

(1)积极寻找病因,针对病因治疗。

(2)大剂量糖皮质激素冲击治疗:视神经炎本身是一种自限性疾病,糖皮质激素治疗在短期内能促进视力的恢复,并延缓多发性硬化的发生,采用静脉大剂量、短期疗程。但在长期效果上没有明显的疗效,对最终的视力没有帮助。因此适用于重型患者。

(3)配合抗生素。

(4)血管扩张药:局部及全身应用。

(5)改善微循环及神经营养药:B族维生素、辅酶 A、肌苷等。

(6)中药。

(二)新型治疗

球后视神经炎,由于视神经肿胀,长时间可导致神经变性坏死,考虑开放视神经管治疗。如为蝶窦、筛窦炎症导致球后视神经炎,视力下降严重可考虑蝶窦筛窦手术。神经内科治疗,如多发性硬化、脱髓鞘性疾病等。

(三)治疗流程

治疗流程(图 5-5)。

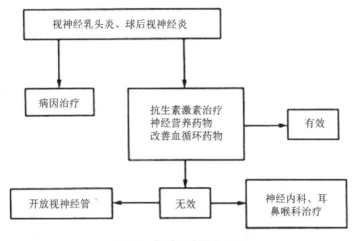

图 5-5 视神经炎治疗流程

四、预后评价

大多数视神经乳头炎患者经过积极治疗都可恢复正常,而且病程较短,预后良好,视盘颜色变淡或苍白。少数重症患者治疗效果缓慢或无效,病程较久,炎症消退后视盘苍白萎缩,视力障碍,预后欠佳。

家族性球后视神经炎患者预后较差。家族性者,多发生于青春期后男性,女性则多为遗传基因携带者。

五、最新进展和展望

视神经炎的基础研究取得了很大的成绩,如研究表明 *HLA-DRB1 * 15* 基因可能是部分视神经炎患者的遗传易感基因。

很多家族性视神经炎都有特异性基因位点改变,因此基因治疗是目前研究的热点,基因治疗技术已开始应用到视神经炎的动物实验模型中。基因治疗可能会为那些严重的进行性视神经脱髓鞘的患者带来益处。

随着脂肪抑制和磁共振成像新技术的应用,以及钆喷替酸葡甲胺(Gd-DTPA)

增强检查等,能更好地显示活体组织内的细微结构,是显示视神经炎的较好检查技术。功能性成像已开始用于评价视神经炎累及的视神经功能及追踪视神经恢复的情况。

第四节　视神经萎缩

一、概述

视神经萎缩是指任何疾病引起视神经发生退行性变性,导致视盘颜色变淡,视力下降。视神经萎缩不是一种单独的疾病,它是多种眼部病变的一种结局,可产生严重影响以致丧失视功能。

(一)病因

原因很多,但有时临床上很难查出病因。常见病因有以下几种:①视盘水肿。②蝶鞍和额叶等颅内占位性病变、脑膜炎、脑炎等。③视神经炎症、视神经缺血、视神经肿瘤、多发性硬化等。④药物中毒、重金属中毒及外伤等。⑤遗传性 Leber 视神经病变等。⑥脉络膜炎症、视网膜炎症、变性。⑦营养障碍,如恶性贫血、严重营养不良等。

(二)病理

(1)视神经纤维变性、坏死、髓鞘脱失而导致视神经传导功能丧失。

(2)视盘苍白是由视盘部位胶质细胞增生、毛细血管减少或消失所致。

原发性视神经萎缩由筛板后的视神经交叉、视束及外侧膝状体以前的视路损害而引起;继发性视神经萎缩由长期视盘水肿或视盘炎而引起,其萎缩过程是上行性。

二、诊断思路

(一)病史要点

临床表现为严重视力减退,甚至失明;视野明显改变,色觉障碍。可有一些特殊病史,如中毒外伤史、家族遗传性病变史。

(二)查体要点

1.瞳孔

瞳孔不同程度的散大,直接对光反射迟钝或消失。患眼视力严重下降但未失明者 Marcus-Gunn 征阳性。

2.眼底检查

视盘变苍白为主要特征。原发性者视盘苍白,边界清晰,筛板可见,视网膜血管变细。继发性者视盘灰白污秽,边界模糊,因炎症导致大量神经胶质细胞覆盖,筛板不可见,视盘附近网膜血管变细有白鞘。可查出颅内病变、视神经视网膜原发病等。

(三)辅助检查

1.必做检查

(1)视野检查:不同类型和程度的缺损,如中心暗点、偏盲、向心性缩窄。

(2)头颅眼眶计算机体层成像检查:排除颅内病变。

(3)电生理检查:了解视神经功能。视觉诱发电位可表现为不同程度的振幅降低,潜伏期延长。

2.选做检查

荧光素眼底血管造影:视盘一直呈弱荧光,晚期轻着染(图 5-6)。

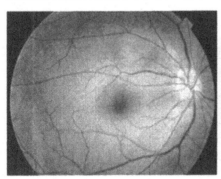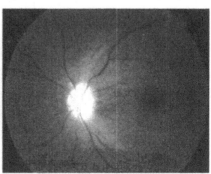

图 5-6　视神经萎缩荧光素眼底血管造影

表现视盘早期呈弱荧光,晚期轻着染

(四)诊断步骤

诊断步骤(图 5-7)。

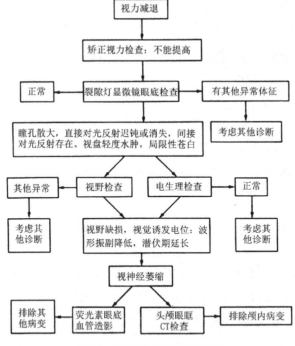

图 5-7 视神经萎缩诊断流程

三、治疗措施

(一)经典治疗

积极病因治疗,试用药物。①糖皮质激素。②神经营养药:B族维生素、辅酶 A、肌苷、烟酸。③中药治疗:活血化瘀,扩张血管。

(二)新型治疗

预后较差,无特殊治疗。

(三)治疗流程

见图 5-8。

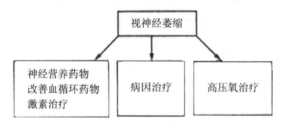

图 5-8 视神经萎缩治疗流程

四、预后评价

视神经萎缩为视神经严重损害的最终结局,一般视力预后很差。患者最后多失明。但垂体肿瘤压迫导致的下行性视神经萎缩,绝大多数手术切除肿瘤后视力可有很大恢复。

第五节 缺血性视神经病变

一、概述

缺血性视神经病变由视神经的营养血管发生急性循环障碍所致。一般以视网膜中央动脉在球后9~11 mm进入视神经处为界限,临床上分为前部和后部缺血性视神经病变。①前部缺血性视神经病变由于后睫状动脉循环障碍造成视盘供血不足,使视盘急性缺氧水肿;②后部缺血性视神经病变筛板后至视交叉间的视神经血管发生急性循环障碍,因缺血导致视神经功能损害。

病因:全身性疾病为主要原因。①老年动脉硬化、高血压糖尿病等。②红细胞增多症、颞动脉炎、贫血等。③低血压、休克、青光眼等。

病理:营养视神经的睫状血管发生阻塞引起神经纤维缺血、缺氧。前部缺血性视神经病变发生于视盘筛板区小血管,也称缺血性视盘病变。本病较常见。一般说来,每人两眼的解剖结构和血管排列都比较一致。因此,两眼常先后发病,病变位置极为相似。

二、诊断思路

(一)病史要点

(1)发病年龄多在 50 岁以上,国内平均 49 岁。

(2)突然发生无痛性、非进行性视力减退。

(3)常累及双眼,先后发病间隔不一,可数周、数月或数年。

(4)伴有高血压、糖尿病、动脉硬化、颞动脉炎等。

(二)查体要点

(1)缺血性视神经病变多见于小视盘无视杯者。

（2）早期视盘轻度肿胀，边界模糊，视盘可有局限性颜色变淡区域，少数人可表现为视盘轻度充血，视盘周围有一些细小的积血，视网膜血管改变不明显。

（3）后期视盘局限性苍白。

（三）辅助检查

1.必做检查

（1）视野检查：弓形暗点或扇形暗点与生理盲点相连，也可出现水平偏盲或垂直偏盲（图 5-9）。

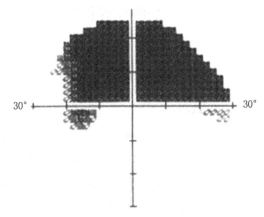

图 5-9　缺血性视神经病变
视野表现为水平偏盲

（2）荧光素眼底血管造影：显示视盘早期弱荧光或充盈缺损，后期视盘荧光素渗漏着染呈强荧光（图 5-10）。

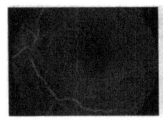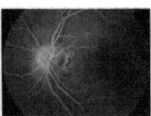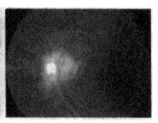

图 5-10　缺血性视神经病变荧光素眼底血管造影
早期视盘鼻侧弱荧光，后期渗漏成强荧光

（3）头颅眼眶计算机体层成像检查：排除颅内病变。

2.选做检查

视觉电生理检查，了解视神经功能。视觉诱发电位的特点一般认为是以振幅减低为主，潜伏期没有明显改变，1/3的患者可出现视觉诱发电位潜伏期的延长,但很少超过122毫秒。

(四)诊断步骤

诊断步骤见图 5-11。

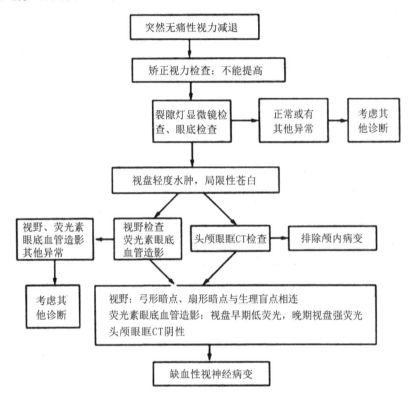

图 5-11 缺血性视神经病变诊断流程

(五)鉴别诊断

1.视盘炎

突然发病,视力障碍严重,多累及双眼,多见儿童或青壮年,经激素治疗预后较好,可伴眼球转动痛。眼底表现为视盘充血潮红,边缘不清,轻度隆起,表面或边缘有小积血,静脉曲张、迂曲或有白鞘。视野检查为中心暗点,色觉改变(红绿色觉异常)。

2.视盘水肿

常双眼,视盘肿胀明显,隆起高达6～9 D,但视功能多正常,或有阵发性黑蒙史。视野早期生理盲点扩大而周边视野正常。常伴有其他全身症状,如头痛、呕吐等。

3.视盘血管炎

视盘血管炎多见于年轻女性,视力轻度减退,视盘充血潮红,轻度隆起,视盘表面或边缘有小积血。视野可为生理盲点扩大。荧光素眼底血管造影显示乳头表面毛细血管扩张渗漏明显。激素治疗效果好。

4.假性视乳头炎

常双侧,视盘边界不清,色稍红,隆起轻,多不超过1～2 D,无积血渗出,终身不变。视力正常,视野正常,荧光素眼底血管造影正常。

三、治疗措施

(一)经典治疗

(1)病因治疗:如高血压、糖尿病等。

(2)激素治疗:减轻水肿和渗出。

(3)扩血管药物和营养神经药物。

(4)高压氧。

(5)降低眼压药物:如口服乙酰唑胺,改善后睫状短动脉的灌注压。

(6)活血化瘀的中药治疗。

(二)治疗流程

治疗流程见图 5-12。

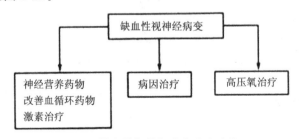

图 5-12　缺血性视神经病变治疗流程

四、预后评价

缺血性视神经病变常在半月至两月内,其视盘的水肿即可自行消退,留下局限性的苍白区。如及时治疗,视功能预后较好,如治疗不及时,可导致视神经萎缩。

青 光 眼

第一节 先天性青光眼

先天性青光眼是由于胎儿时期前房角组织发育异常而引起。

一、婴幼儿型青光眼

婴幼儿型青光眼约有60％在出生后6个月内、80％在1岁以内出现症状,其余在1～6岁时显示出来,常为双侧性。因婴儿眼球壁软弱易受压力的作用而扩张,致使整个眼球不断增大,故又名水眼。

(一)临床表现

本病早期有以下征象。

1.畏光、流泪和眼睑痉挛

这些症状在角膜发雾、眼球变大前数周即出现,是由角膜水肿,感觉神经末梢受刺激所致,如眼球已扩大多由下睑睫毛刺激角膜而引起。畏光严重时患儿常躲在母亲怀里或藏于枕下,当眼压被控制和无倒睫时此症状即消失。

2.角膜水肿

开始时仅角膜上皮水肿,随着病情的进展,实质层也受累而出现浑浊,水肿随着眼压的升降而增减。

3.角膜扩大

由于高眼压的影响,角膜逐渐变大,如超过12 mm并伴有狄氏膜破裂,即可做出诊断。角膜进行性变大是眼压未被控制的表现,与成年人进行性视野缺损所代表的意义相同,如3岁以前眼压不升高则眼球多不胀大。

4.狄氏膜破裂

眼球扩大在角巩膜连接处最明显,狄氏膜被牵拉而破裂。角膜后壁有皱纹,初起时在周边部,与角膜缘平行,以后可出现于角膜中央部。当狄氏膜发生破裂时角膜突然变浑浊,浑浊可局限于破裂处,也可能侵及全角膜。缺损可很快被内皮覆盖,但在裂隙灯显微镜下仍可见皱纹,该处角膜实质常有轻度浑浊。

5.前房变深

由于眼球扩大,前房常变深。

6.前房角发育异常

可有房角结构发育不全、Schlemm 管及小梁闭塞或缺如、睫状肌越过巩膜突,止于 Schlemm 管或小梁、中胚叶组织覆盖房角、虹膜不止于睫状体而附着于小梁上及周边虹膜遮盖部分小梁等。此外,有人曾以电镜观察,发现有薄膜覆盖于小梁上。

7.眼压升高

眼压升高的程度差异较大,应在全身麻醉或熟睡时测量,先天性青光眼患者的巩膜硬度常较低,应矫正巩膜硬度。

8.视乳头凹陷及萎缩

视乳头青光眼凹陷出现较早且进展较快,双侧凹陷不对称是早期重要体征。早期凹陷是可逆的,眼压被控制后,凹陷可迅速消失。

晚期改变:角膜更为浑浊,前房更深,眼球扩大使晶状体韧带变脆弱,晶状体半脱臼,虹膜震颤,视乳头凹陷明显且为不可逆的。这种情况大眼球易受外伤,可发生前房积血甚至眼球破裂,许多未被控制的先天性青光眼最后常发展为眼球萎缩。

(二)鉴别诊断

应与以下疾病鉴别。

1.大角膜

为角膜扩大,直径可达 14~16 mm,常有虹膜震颤,但没有狄氏膜破裂、眼压升高及视乳头凹陷等症状。有些患者房角正常,有些患者可有比小梁更宽的色素带或显著的虹膜突。

2.外伤性角膜水肿

产钳引起的后弹力膜破裂可引起角膜水肿,持续约 1 个月或更久,常为单侧,角膜不扩大,眼压常偏低。

(三)治疗

先天性青光眼的药物疗效多不满意。一经确诊应及早施行手术。可做小梁切开术、前房角切开术或小梁切开术加小梁切除术。

二、青少年型青光眼

(一)临床表现

一般在 3 岁后高眼压使眼球不再扩大。目前国内暂时将 30 岁以下发病而不引起眼球扩大的青光眼定为青少年型青光眼。临床过程与慢性单纯性青光眼相似,但眼压变化较大,有时可迅速升高,合并虹视。因高眼压使眼轴加长,故高眼压可加重近视。

(二)诊断

与慢性单纯性青光眼的诊断方法相同,但更困难,因青年人的视乳头病理凹陷不典型,常较大但较浅,易被忽略,尤其是伴有近视者。多数房角是开放的,无明显异常,个别患者有较多的虹膜突,视野改变、眼压描记和激发试验有助于诊断。

(三)治疗

用药物控制眼压,如出现进行性视乳头及视野改变,则应尽早手术,做滤过手术如小梁切除术。日本学者报道,小梁切开术也可取得较好的效果。

三、青光眼合并先天异常

(一)蜘蛛指综合征(Marfan 综合征)

本病于 1896 年首先由 Marfan 所报道,除眼部畸形外还伴有肢体细长,臂长过膝,掌骨、指骨、跖骨、趾骨均细长(蜘蛛指),先天性心脏和肺部畸形等。

1.临床表现

Marfan 综合征中约 80% 有眼部病变。最主要的是晶状体小且呈球形,悬韧带脆弱、易于断裂,常有晶状体半脱臼或脱臼。房角发育异常,有中胚叶组织残存,Schlemm 管的大小、形状和部位不规则等。部分患者可合并青光眼,常由晶状体脱臼和房角发育异常所致。此外,尚可有视网膜脱离、永存瞳孔膜、虹膜缺损、斜视和眼球震颤等。

2.治疗

如晶状体移位明显,瞳孔无晶状体区较大,可用镜片矫正视力。对于继发性青光眼应根据晶状体移位的情况而采取不同措施:晶状体嵌于瞳孔区而致瞳孔阻滞者,可先用散瞳剂,如症状不能缓解可做虹膜切除术或晶状体摘出术;晶状体脱位于前房者则摘出之;如伴有房角发育异常,则按婴幼儿型青光眼处理。

(二)球形晶状体短指综合征(Marchesani 综合征)

本病是一种眼部畸形合并骨骼改变的先天性疾病,与 Marfan 综合征的骨骼改变相反。其肢体、指、趾短粗,皮下脂肪丰富,肌肉发育良好。

1.临床表现

除晶状体小呈球形及伴有脱臼外,常由于悬韧带松弛致使晶状体前后凸度增大而形成瞳孔阻滞和晶状体性近视。由于瞳孔阻滞、房角异常和晶状体脱臼等,因此青光眼的发生率较 Marfan 综合征明显增多。此外,尚可发生白内障、上睑下垂、永存瞳孔膜和眼球震颤等病变。

2.治疗

与 Marfan 综合征相同。

(三)同型胱氨酸尿症

1.临床表现

本病是一种隐性遗传的代谢性紊乱,是由于先天性缺乏胱硫醚合成酶而引起代谢性紊乱,血浆和尿中的同型胱氨酸增多。除眼部改变外,还可出现神经系统损害,如智力迟钝和惊厥;心血管系统损害发生在冠状血管、脑和肾血管血栓而导致死亡;骨骼异常包括脊柱后凸、关节松弛、蜘蛛指、骨质疏松、骨折等。有些患者的表现很像 Marfan 综合征,肢体伸侧可有网状青斑及面色潮红等皮肤损害。眼部表现主要为晶状体移位,因瞳孔阻滞而引起继发性青光眼,不少患者可能只有晶状体脱臼和同型胱氨酸尿症。

2.诊断

除上述临床特点外,必须做血和尿氨基酸分析。

3.治疗

以药物治疗为主,如药物不能控制眼压而必须施行手术时,应注意采取预防血栓形成的措施。

(四)颜面血管瘤青光眼综合征(Sturge-Weber 综合征)

Sturge 和 Weber 对本病做了详细叙述,故称为 Sturge-Weber 综合征。

1.临床表现

(1)皮肤血管瘤:常位于三叉神经第 1 支分布区域,口腔和鼻腔的黏膜也常受侵。

（2）眼部改变：主要表现为青光眼、脉络膜血管瘤和视网膜血管扩张等。常在儿童或成年时才发生青光眼。成年者为慢性单纯型。发生机制可能是由于眼内血管瘤淤血，增加了眼内容积，或由于血管增多、扩张而使房水生成增加，或因中胚叶组织残留或虹膜有异常血管阻塞房角，以及由于涡静脉回流受阻、上巩膜静脉压升高等所致。

（3）脑膜血管瘤及颅内钙化点可引起癫痫、偏瘫及精神异常等症状。

2.治疗

可滴用肾上腺素及毛果芸香碱等药物，也可做滤过手术。

（五）弥漫性神经纤维瘤病

1.临床表现

本病为家族性遗传性疾病。全身的末梢神经纤维增殖，形成广泛的大小不等的结节，多发生于皮肤，也可发生于内脏，同时有皮肤色素沉着。神经纤维瘤常侵犯眼睑和眼眶，引起眼睑下垂、眼球突出而使眼眶扩大。在眼部受侵者中约50%合并青光眼。虹膜表面有散在的小结节及大片颜色加深的区域，可直达房角。神经纤维瘤也可直接侵犯房角，或由于肿物使虹膜移位而发生周边前粘连，或因房角发育不全而使眼压升高。

2.治疗

与婴幼儿型青光眼相同。

（六）无虹膜

本病为先天性虹膜畸形，常在周边部残存少量虹膜组织。由于发育不全的虹膜与角膜粘连或房角内充满中胚叶组织致使约30%的患者发生青光眼。

尽可能用药物控制眼压。如药物不能控制眼压，必须手术时可做小梁切除术。

（七）房角发育不全

又名中胚叶发育不全，本病是由眼前节的中胚叶发育不全引起的，为显性遗传性疾病，包括以下几种综合征。

1.后胚胎环

Schwalbe线特别突出，在角膜缘内呈一玻璃样半透明的环。裂隙灯显微镜下可以很容易地看到前移的Schwalbe环，它是接近房角处的角膜中胚叶组织的增殖。在房角镜或裂隙灯显微镜下可见周边虹膜有大的索条伸向Schwalbe线，有时在某些区域 Schwalbe 线与角膜脱离。这种房角改变称为 Axenfeld 异常，这种虹膜索条可能遮盖部分或全部小梁。约半数患者伴发青光眼。

2.Rieger 综合征

Rieger 综合征是双侧虹膜实质发育不全、后胚胎环、房角异常、伴有瞳孔异位及多瞳症，但没有原发性虹膜萎缩所具有的新形成的周边前粘连，并易于发生青光眼。青光眼多于 10～30 岁发病。此外常伴有牙齿异常，偶尔可合并白内障。在一个家族中有的成员可有上述全部异常，而其他成员可仅有轻度异常。

与开角型青光眼相同，必要时可做滤过手术。

第二节　继发性青光眼

继发性青光眼是由其他眼病所引起的，占全部青光眼的 20％～40％，多为单眼。由于原发眼病的不同，临床表现也各异。应针对原发病进行治疗，同时用药物控制眼压，必要时进行手术治疗。

一、继发于角膜病

角膜溃疡或角膜炎有时并发急性虹膜睫状体炎而继发青光眼。角膜粘连性白斑、虹膜周边前粘连及瞳孔后粘连等都能影响房水的排出而引起继发性青光眼。

二、继发于虹膜睫状体炎

急性虹膜睫状体炎。

虹膜异色性睫状体炎青光眼常在色素少的眼发生，有并发白内障时更易发生。其病理学改变为小梁硬化及小梁间隙阻塞。临床过程则与单纯性青光眼相似。用糖皮质激素治疗本病无效，可用其他药物控制眼压，必要时做滤过手术。并发白内障时，摘除晶状体可能会控制眼压。

青光眼睫状体炎综合征又名 Posner-Schlossmann 综合征，为常见的继发性青光眼。

(一)临床表现

本病多发生于青壮年，常为单眼反复发作，偶有双眼者。发病急，多有闭角型青光眼症状,但前房不浅,房角开放,结膜有轻微睫状充血,角膜上皮水肿,有少量大小不等的灰白色沉着物,大的常呈油脂状,房水中偶见浮游物,闪光弱阳性,瞳孔轻度开大、对光反射仍存在,眼压中度升高。每次发作一般持续3～5天,偶有延续数月者,常可自行缓解。由于每次发作持续时间不长,对视功能影响不大,视乳头及视野一般不受侵犯。但有些患者长期反复发作后,也会产生视乳头和视野损害。

(二)病因

目前病因尚不十分明了,近年来实验研究证明本病是由房水生成增多和房水流畅系数下降所致。发作时房水中前列腺素的含量显著增加,使葡萄膜血管扩张,血-房水屏障的通透性增加,导致房水生成增加;同时由于前列腺素增加还可抑制交感神经末梢释放去甲肾上腺素或直接拮抗去甲肾上腺素的生物效应,而去甲肾上腺素是调节房水排出的重要介质,小梁失去正常的调节而导致房水流畅系数下降和眼压升高。本病可同时合并双侧单纯性青光眼。在急性发作后,高眼压持续时间较长,药物治疗不易缓解。对于反复发作者,应于发作间歇期做排除原发性青光眼的检查,以免延误治疗。

(三)治疗

局部滴用或结膜下注射地塞米松或泼尼松龙,可抑制前列腺素的释放,降低血-房水屏障的通透性。滴1%的肾上腺素、0.25～0.5%的噻吗洛尔或1%～2%的美特朗、0.5%的贝他根、0.25%的倍他舒或1%的普萘洛尔(心得安)可降低眼压。因缩瞳剂可使血管扩张增加血-房水屏障的通透性,应尽量少用或不用。口服吲哚美辛(25～50 mg,每天3次),或氟芬那酸(200～400 mg,每天3次),可以抑制前列腺素的生物合成,后者并能直接拮抗前列腺素的生物效应,还可服用碳酸酐酶抑制剂降低眼压。

如合并原发性开角型青光眼,在急性发作时可集中使用非甾体抗炎药如氟比洛芬以控制炎症,但用药时间不宜过长,否则可能引起眼压升高。病情缓解后,可用降压药物控制原发性青光眼。此病不宜手术,因术后仍有复发。但在药物不能控制并存的单纯性青光眼时,于发作缓解期做抗青光眼手术则可控制原发性青光眼。

三、继发于晶状体改变

(一)晶状体脱位

晶状体脱位压迫房角或刺激睫状体而使眼压升高。本病常伴有房角后退,眼压升高可能与此有关。一般可用药物治疗，必要时可摘出晶状体。晶状体完全脱入前房可使眼压骤升，应立即将其摘出。晶状体脱入玻璃状体很少引起青光眼，可暂不处理，但有可能引起晶状体溶解或过敏性葡萄膜炎。

（二）晶状体肿胀

白内障肿胀期，晶状体的肿胀、变厚可引起瞳孔阻滞而继发青光眼，尤其是易发生于小眼球浅前房的患者。摘除晶状体可解除瞳孔阻滞，治愈青光眼。如果已有周边前粘连，则应做白内障和抗青光眼联合手术。

（三）晶状体溶解性青光眼

发生于过熟期的白内障，由于晶状体囊皮变薄或自发破裂，液化的晶状体皮质漏到前房，被噬细胞吞噬，这些细胞和晶状体皮质堵塞小梁间隙而引起急性或亚急性青光眼。其特征为前房深，房角开敞，在角膜后壁、房水、房角、虹膜及晶状体表面有多量灰白色具有彩色反光的碎片，是含有蛋白颗粒的肿胀噬细胞及晶状体皮质。最有效的疗法是用药物控制眼压后立即做晶状体摘除术。术后眼压一般可恢复正常，即使术前光功能不确者，术后也可获得较好视力。

（四）晶状体颗粒性青光眼

又称晶状体皮质残留性青光眼，见于白内障囊外摘出或偶尔见于白内障肿胀期囊膜自发破裂后。前房内有松软或颗粒样晶状体皮质，常伴有不同程度虹膜炎症，故常有相应的虹膜后粘连或前粘连，房角开放有较多晶状体皮质或有周边前粘连。可用抗青光眼药物，不用缩瞳剂；如眼压不能控制，可做手术冲吸前房内晶状体皮质。

（五）晶状体过敏性眼内膜炎继发青光眼

这是由于对晶状体物质过敏而引起的眼内膜炎，可发生于晶状体囊皮完整或自发破裂及囊外摘出后有晶状体皮质残留者。前房炎性反应明显，有多量白细胞渗出，角膜后壁有成团的沉着物。在急性反应时眼压多偏低，当小梁和房角发生损害后则产生青光眼。其治疗措施是摘除晶状体或取出残留皮质。

四、外伤性青光眼

（1）钝挫伤引起前房积血或房角后退时可导致继发性青光眼。前房少量积血，一般在数天内即可吸收；当出血量多，尤其是反复继发出血时，常引起继发性青光眼，可并发角膜血染。房角后退继发青光眼（图6-1）的早期发生者多在伤后数周内发病，由于小梁受损伤，使房水流出受阻，但伤后同时伴有房水分泌减少，所以眼压可不升高。当房水分泌正常后眼压即升高,常可持续数月至数年,但多在1年内外流管道修复,眼压也恢复正常。晚期发生者可发生在伤后10年或更晚,是由于外伤后角膜内皮细胞形成玻璃样膜覆盖了房角,或继发了虹膜周边前粘连。这种晚期青光眼是顽固的。

　　房角后退或称前房角劈裂(图6-2)是睫状体表面的外伤性撕裂。为睫状体的环行肌和纵行肌之间发生撕裂和分离,因环行肌与虹膜相连,环行肌挛缩将引起虹膜根部后移,而纵行肌仍附着在原位的巩膜突,因而房角变深。Howard将房角后退分为浅、中、深3度。①浅层撕裂:为葡萄膜网部的破裂,睫状体带及巩膜突暴露,睫状体带较健眼明显加宽,巩膜突色较白,有时可有色素沉着。睫状体表面没有真正的外伤裂隙。②中层撕裂:睫状肌纤维间出现肯定裂隙,虹膜根部与睫状体前面后移,较健眼房角加宽而深,睫状体带的宽度可为正常眼的数倍,后退的范围常超过180°角。③深层撕裂:睫状体有深层裂隙,而裂隙的尖端前房角镜检查看不见,有时可有广泛的睫状体解离。

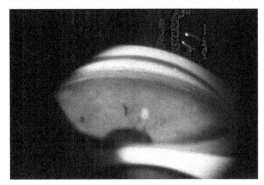　　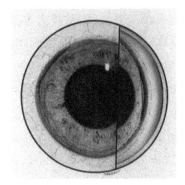

图6-1　房角后退继发青光眼　　　　　图6-2　前房角劈裂

　　睫状体解离是睫状体与巩膜突分离,使前房与睫状体上腔相通,眼压降低。

　　房角后退的患者对于局部激素试验多呈高度反应,说明具有青光眼遗传基因的人,在外伤后更容易发生继发性青光眼。治疗与开角型青光眼相同。

　　(2)穿通伤后由于眼内组织嵌入伤口,或由于晶状体囊膜破裂,皮质肿胀而引起。如眼内有异物存留,可由于炎症、铁锈或铜锈沉着使小梁发生改变而致眼压升高。对眼球穿通伤,应妥善做好初步处理,使伤口内不嵌顿眼内组织。白内障所致的青光眼应摘出晶状体。总之应根据引起青光眼的病因酌情处理。

五、继发于血液异常、眼内出血和血管疾病

(一)血液异常继发性青光眼

巨球蛋白血症、高蛋白血症和红细胞增多症等由于血清中有大分子量的球蛋白或增多的红细胞而使血液黏稠度增加、血流缓慢,容易形成血栓。视网膜中央静脉血栓形成患者中,有 10%～20% 可发生继发性青光眼。有时 Schlemm 管内也可有血栓形成而引起急性青光眼。房角是开放的,可用药物治疗,但效果差。患急性白血病时,葡萄膜有白细胞浸润,常并发眼压升高。虹膜明显充血,纹理消失,表面有新生血管,常伴有前房积脓或积血,眼局部对放射治疗敏感。

(二)前房积血

眼压升高与出血量有关,出血超过前房 1/2 者易引起继发性青光眼。并发症为角膜血染和视神经损害,其发生与眼压升高有关,角膜血染是在前房积血持续时间较长,前房积血量大,眼压升高及直接附着在角膜内皮上的血液毒素,使角膜内皮功能失代偿,角膜内皮的渗透性发生改变,红细胞渗入角膜实质,引起角膜血染。早期血染在后部角膜基质中,表现为黄色颗粒状改变,或呈半透明红色,角膜透明度下降,此过程可迅速发展,有时在 24 小时内整个角膜被血细胞浸润,随着血小板的降解作用,角膜逐渐显得发亮,呈不透明的绿色,可持续数年。角膜血染的消退过程是从角膜周边部开始逐渐向中央部变透明。在角膜内皮有损害时,眼压正常情况下也可致角膜血染。无并发症的前房积血可采用非手术治疗,减少房水生成的药物和高渗剂可预防角膜血染和视神经损害。如药物治疗不能控制眼压,可手术冲洗前房积血或取出血块。

(三)溶血性青光眼

眼内出血,尤其是玻璃体积血后,红细胞的破坏产物和含有血色素的巨噬细胞,有时可阻塞小梁引起急性眼压升高。其治疗与单纯性青光眼相同,但也可将红细胞碎屑冲出,使眼压下降。

(四)血影细胞性青光眼

各种原因所致玻璃体积血,红细胞发生变性,从红色、双凹、柔韧的细胞变为土黄色、圆形不柔韧的血影细胞,通过破损的玻璃体前界膜进入前房,进入前房的血影细胞可机械性阻塞小梁网,可引起急性眼压升高的开角型青光眼。患者症状取决于眼压的高度。角膜后壁可有土黄色细胞沉着,房水中有棕黄色细胞浮游,可有假性前房积脓,如有新鲜红细胞则位于土黄色血影细胞下方。前房角

为开角,覆以薄层土黄色细胞,使小梁网呈棕黄色或完全遮盖房角结构,下方尤为明显。玻璃体呈典型土黄色,在前玻璃体中可见多数细小黄褐色颗粒。抽取房水或玻璃体用相差显微镜可直接查到血影细胞,或染色后用普通显微镜检查。

有学者认为用普通光学显微镜,能清晰准确地识别血影细胞。当血红蛋白发生不可逆性变性,形成变性株蛋白小体而沉淀时,可用结晶紫将其细胞染色后进行观察。有学者报道用1%的甲紫染色,在光学显微镜下检查血影细胞的胞膜呈紫红色斑点状,而正常红细胞不被甲紫染色。因甲紫是一种碱性染料,沉积在血影细胞膜上的变性株蛋白为酸性物质,故能使血影细胞着色。检查时如轻击载玻片,可见染色的不能变形的血影细胞在悬浮的标本内漂动。

血影细胞性青光眼为一过性,可持续数月,引起小梁永久性损害者少见。开始用抗青光眼药物治疗,如不能控制眼压则彻底冲洗前房,必要时可重复做,很少需做玻璃体切除术。

(五)血铁质沉着性青光眼

为一种慢性继发性开角型青光眼,多有长期反复眼内出血史。小梁内皮细胞吞噬溶解变性的血红蛋白,血红蛋白的铁离子氧化成氧化铁,它与组织蛋白或含巯基类蛋白质结合成铁蛋白质化合物沉着于角膜、视网膜、小梁网等眼内组织,可使小梁变性、硬化和间隙闭塞而致眼压升高。可根据出血病史、眼组织的铁锈样沉着物、小梁网呈棕红色、房水中查不出血影细胞等做出诊断。治疗用抗青光眼药物控制眼压。

(六)新生血管性青光眼

新生血管性青光眼是指虹膜和小梁表面有新生的纤维血管膜,使虹膜与小梁和角膜后壁粘连所造成的青光眼。虹膜上的新生血管形成典型的虹膜新生血管丛或称虹膜红变,使虹膜组织模糊不清,呈暗红色,瞳孔开大,对光反射消失。因虹膜新生血管丛容易破裂,反复发生前房积血,故又名出血性青光眼。本病极顽固,患者异常疼痛,常导致失明。

虹膜新生血管丛易发生于一些引起视网膜缺氧的疾病,如视网膜中央静脉阻塞、糖尿病性视网膜病变、视网膜中央动脉阻塞、恶性黑色素瘤和视网膜脱离等,尤以前两种病比较多见。由糖尿病引起者常发生于有增殖性视网膜病变及反复出血者中。由于视网膜缺氧而产生血管形成因子,引起虹膜表面和小梁网的纤维血管膜增殖。初期它们覆盖开敞的房角,后期纤维血管膜收缩形成房角周边前粘连,均可导致顽固的眼压升高,其临床过程可分为3期。

1.青光眼前期

瞳孔缘周围虹膜有毛细血管丛扩张和细小新生血管,逐渐向虹膜根部进展。前房角正常或有少量新生血管。此期眼压正常。

2.开角型青光眼期

虹膜新生血管融合,前房有炎症反应。房角开放但有多量新生血管,眼压突然升高。

3.闭角型青光眼期

纤维血管膜收缩,虹膜变平,瞳孔开大,瞳孔缘色素层外翻,虹膜与晶状体间距离加大,房角广泛周边前粘连或完全关闭,眼压升高。

完全性视网膜中央静脉阻塞在发病后 3 个月内约有 20% 发生继发性青光眼,而单纯性青光眼又常容易发生视网膜中央静脉阻塞。这两种疾病的发生机制目前尚不清楚。视网膜中央动脉阻塞后发生继发性青光眼者仅占 1%,眼压升高大多发生在动脉阻塞后 5~9 周,较静脉阻塞继发青光眼所间隔的时间要短得多。

对本病的治疗,分泌抑制剂或手术治疗效果均不满意。用缩瞳剂可使充血及疼痛加重。局部应用阿托品能缓解症状,但不能降低眼压。由于视网膜血管病变及继发性青光眼而已失明者,为解除痛苦可摘除眼球。如尚残存有用视力,可做引流阀置入术,效果较其他引流手术好,术前应降低眼压,术中穿刺前房时动作要慢,以尽可能减少前房积血。也可试行小梁切除术。强化的冷凝治疗可使虹膜血管暂时消退。

近年来,应用全视网膜激光凝固治疗出血性青光眼取得了一定的疗效。全视网膜光凝可使视网膜萎缩,使其不至于缺氧,消除了产生血管新生的因素,并可使虹膜和房角的新生血管萎缩。此疗法适用于早期患者,在房角被纤维血管膜封闭以前,可使房角的血管消退,并能使部分粘连拉开。如同时加用药物,眼压可能被控制。

青光眼前期做全视网膜光凝是预防虹膜红变和新生血管性青光眼最有效的治疗方法。视网膜中央静脉阻塞,在虹膜红变前期,即视网膜有广泛毛细血管非灌注区或虹膜有异常血管荧光渗漏,也适合做预防性全视网膜光凝。屈光间质浑浊时可做全视网膜冷凝或房角新生血管直接光凝。所有新生血管性青光眼患者,除做降眼压手术外,均应做全视网膜光凝或冷凝术,以解除其产生视网膜或虹膜新生血管的病因,可根据具体情况,选择在降眼压手术之前或手术后作。

<<<

(七)上巩膜静脉压升高引起的继发性青光眼

上腔静脉阻塞、纵隔肿物、颈动脉-海绵窦瘘、球后占位性病变和恶性突眼症等可使上巩膜静脉压升高，房水排出受阻而导致眼压升高。此时 C 值正常，房角也无异常，但 Schlemm 管内可有血液，常伴有球结膜水肿和血管迂曲、曲张，眼球突出及视盘水肿。卧位时眼压明显升高。在动静脉瘘的患者，偶尔合并新生血管性青光眼。应针对原发病治疗。

六、继发于眼部退行性变

(一)虹膜角膜内皮综合征

虹膜角膜内皮综合征为一组原发性角膜内皮异常疾病。其特点是单侧角膜、虹膜、房角异常和继发性青光眼（图 6-3），多见于年轻成人和女性。临床改变可分以下 3 种类型。

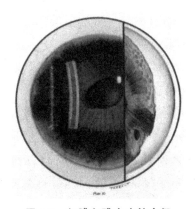

图 6-3 虹膜角膜内皮综合征

1.原发性进行性虹膜萎缩

本病是虹膜的慢性进行性萎缩，常可形成虹膜穿孔房角粘连，房角有内皮细胞增殖，从而导致青光眼。随着病程的进展，房角粘连范围也逐渐扩大，严重时可累及房角全周。当房角粘连达一定程度时即可引起眼压升高。在病变过程中并无炎症现象，不发生后粘连。病变进展缓慢，继发青光眼也较晚，最后常导致失明。其治疗措施是用缩瞳剂、肾上腺素和碳酸酐酶抑制剂控制眼压。如前粘连有所发展，则应及早手术，但手术效果并不肯定。

2.Chandler 综合征

本病是上述疾病的一种变异，也是单侧发病。虹膜萎缩较轻且不形成穿孔，但伴有角膜内皮营养不良。继发青光眼时，其程度也较轻。当眼压轻度升高甚至正常时,即可引起角膜实质和上皮的水肿,甚至发生大泡性角膜病变。随着时间的进展,角膜内皮的耐受性下降,更易产生角膜水肿。角膜后壁无沉着物,前房闪光阴性。治疗措施是用药物将眼压降至最低水平,以防止角膜发生永久性损害。必要时可做滤过手术,也可试用软接触镜治疗大泡性角膜病变。

3.虹膜-痣综合征或 Cogan-Reese 综合征

病因不明,其临床表现与 Chandler 综合征相似,有持续性角膜水肿,虹膜很少穿孔,但虹膜上有弥漫性结节,最初为细小黄色隆起,晚期形成暗棕色有蒂的结节。瞳孔缘色素外翻,眼压正常或稍高。治疗与前者相同。

(二)剥脱综合征

剥脱综合征是由脱屑阻塞房角而引起的一种继发性青光眼,见于老年人。在瞳孔缘、虹膜两面、房角、晶状体囊膜及其悬韧带上均有蓝白色或灰色脱屑和少量色素沉着。在开大瞳孔时,可见云雾状的色素微粒经瞳孔流向前房,晶状体前碎屑的沉着分布成 3 个区域,中央为半透明的圆盘,周边部有散在的疏密不等的沉着物,两者之间为透明区。

关于这些碎屑的来源,目前的看法还不一致,以往误认为是由晶状体的囊膜剥脱而来,故称为剥脱综合征。有人认为是碎屑沉着于晶状体之上,而不是由囊膜脱下来的,所以称为假性剥脱。近年来用电镜观察,发现在晶状体囊内和囊下也有类似的沉着物,证明后一种看法是正确的。最近还发现在虹膜、结膜血管周围和小梁的基膜上均有一种原纤维性物质,因而认为这是一种广泛的眼基膜疾病。因为剥脱物质广泛分布于眼的不同部位,故称为剥脱综合征(图 6-4)。

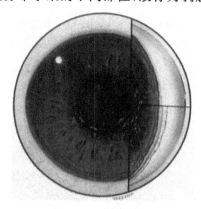

图 6-4　剥脱综合征

在有脱屑的患者中 30%～80%继发青光眼。剥脱综合征患者的对侧眼的青光眼发生率为 15%,较原发性青光眼者明显少,这种患者的类固醇皮质激素试验呈高度反应者,也较原发性开角型青光眼者为少,这都说明此病是继发性的。既往认为我国此类患者较少,近年来随着对该病的认识,临床仔细观察及我国人口的老龄化,本病并不少见。本病的临床过程及治疗原则与单纯性青光眼相同。晶状体摘出并不能使病变减轻或停止进展。

(三)色素播散综合征

色素播散综合征是虹膜中周边部后面的色素脱失沉着在眼内各部分,如角膜后面、晶状体表面、晶状体韧带和小梁等处。色素播散综合征可合并或不合并色素性青光眼,而色素性青光眼几乎均有色素播散综合征的表现。

1.临床表现

(1)角膜后壁纺锤形色素沉着:为 Krukenberg 于 1899 年首先描述。中央部角膜后壁有垂直的呈纺锤样的色素沉着,宽 0.5～3.0 mm,长 2～6 mm,中央部色素致密,周边部较稀疏,不典型者可偏于一侧或呈斜行。有些患者为散在性不规则色素沉着。

(2)虹膜中周边部色素脱失:Campbell 认为是周边部虹膜与晶状体前小带经常摩擦而使虹膜色素脱失。用后部反光照射法检查可见斑片状虹膜色素缺失,病情重者可呈车辐状,该处可透见从眼底反射出的红光。

(3)虹膜和晶状体表面、晶状体韧带、玻璃体前面及小梁网有色素沉着。前房角有大量色素沉着,自 Schwalbe 线至睫状体带全房角有色素沉着,对应 Schlemm 管处小梁网内色素最浓厚,呈环形色素带。房角处常有中胚叶组织残存。

(4)色素性青光眼:多发生于年轻男性,常伴有近视,我国少见。房角为开角,症状与开角型青光眼相似,病因尚不清楚。有人认为是虹膜色素上皮层的色素不断脱落,阻塞房角而引起房水排出障碍。因为小梁内皮有吞噬作用,可以吞噬及运走色素,所以本病有时可自发缓解;但有时色素突然增多,而使眼压骤然升高。有人发现原发性青光眼家族中有患色素性青光眼者,有纺锤状色素沉着者其类固醇皮质激素试验呈高度反应者也较多,这些似乎说明色素性青光眼与开角型青光眼之间有某种基因关系,可能是开角型青光眼的一种变异(图 6-5,图 6-6,图 6-7,图 6-8)。虹膜中周部色素脱失,后部反光照射,该处透红光。

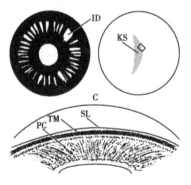

图 6-5　色素性青光眼

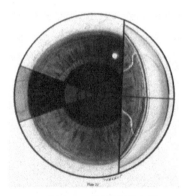

图 6-6　色素性青光眼

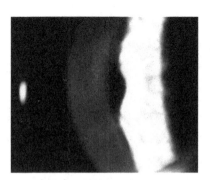

图 6-7　色素性青光眼角膜后壁色素沉着

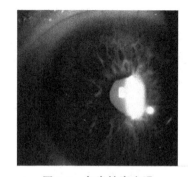

图 6-8　色素性青光眼

2.治疗

与开角型青光眼相同,用药物控制眼压,但治疗较困难。有人用毛果芸香碱,加多次数以维持瞳孔不动以免与小带摩擦,如药物不能控制则做滤过手术。

(四)视网膜色素变性合并青光眼

本病少见,在视网膜色素变性中约 3％合并青光眼,常发生于晚期。因视网膜色素变性患者的视野有环形暗点或向心性收缩,故不易由视野改变发现青光眼。治疗与单纯性青光眼相同,因并发白内障,缩瞳剂可使视力明显减退。

七、继发于眼内肿瘤

由于眼内肿瘤使眼内容量增加,或压迫、阻塞房角而引起青光眼。但是眼压升高的程度和青光眼发病的早晚,并不一定与肿瘤的大小和增长的速度一致,而是与肿瘤的部位有密切的关系。房角附近的肿物因直接侵犯房角,或肿物反复出血、机化而破坏了房角结构,可在早期就并发青光眼。眼球赤道部的肿物容易压迫涡静脉,影响脉络膜血液的回流,因此比位于后极部的肿物容易引起青光眼。有时肿物虽然很大,但伴有继发性视网膜脱离,眼压反可正常或较低,而不并发青光眼。治疗时应针对肿物的不同性质选择手术方式。

八、医源性青光眼

(一)糖皮质激素青光眼(简称激素性青光眼)

局部或全身长期应用糖皮质激素可引起眼压升高。正常人局部滴糖皮质激素后可引起低度、中度及高度眼压反应[其升高幅度分别为≤0.7 kPa(5 mmHg)、0.8～2.0 kPa(6～15 mmHg)和≥2.1 kPa(16 mmHg)]。正常人的子女中 3 种不同反应百分比的分布情况与遗传规律所应出现的百分比完全一致,说明糖皮质激素所引起的眼压升高幅度是由遗传基因决定的。开角型青光眼患者局部滴皮质激素后所引起的高度及中度眼压反应较正常人明显增多。糖皮质激素引起的眼压升高是可逆的,停药后可恢复正常,约 20% 可出现青光眼性视野改变,停药后可消失。地塞米松、倍他米松、泼尼松龙局部应用较易引起眼压升高,而可的松则较少发生。四氢氟羟泼尼松龙和羟甲基孕酮等较少引起眼压升高。局部用药较全身用药引起反应的多见。单眼用药眼压升高明显者,其不用药的对侧眼也可有轻度眼压升高。开角型青光眼患者在用降眼压药物的同时如果应用糖皮质激素仍可引起眼压升高,其幅度与是否应用降压药物无关。

糖皮质激素试验呈明显高眼压反应者,将来发展为开角型青光眼的可能性较大,可利用糖皮质激素试验作为一种激发试验。糖皮质激素引起的高眼压因被忽视而造成永久性的视乳头和视野损害,则称为糖皮质激素性青光眼。其临床表现与开角型青光眼相似,但有自愈倾向。糖皮质激素性青光眼的诊断要点为:有明确的眼局部或全身使用糖皮质激素的历史;眼压升高时间、幅度及视功能损害程度与糖皮质激素用量一致;停用糖皮质激素后数天或数周眼压恢复正常;眼局部可出现糖皮质激素所致的其他损害如后囊下型白内障;排除了其他继发性开角型青光眼,如葡萄膜炎性继发性青光眼等。糖皮质激素性青光眼停用糖皮质激素后,眼压可恢复正常,有些眼压下降但未达正常水平,有些眼压不下降,应进一步鉴别是否合并有原发性开角型青光眼,并对其进行治疗。

防治:首先应注意勿滥用糖皮质激素。必要时应密切观察眼压,如眼压升高,应及时停药或改用仅有抗感染作用而引起眼压升高作用轻的糖皮质激素。经药物控制满意的开角型青光眼,在使用糖皮质激素的过程中而眼压升高时,切勿轻易决定手术,应考虑到糖皮质激素的作用,首先停用糖皮质激素,调整和增加抗青光眼药物,一般多能控制眼压。

(二)α糜蛋白酶引起的青光眼

有些患者在用α糜蛋白酶做白内障摘出术后1周内发生一过性急性眼压升高。电镜扫描发现是由于晶状体韧带的碎屑阻塞了小梁间隙。动物实验也可产生同样改变。若仅用1 mL低浓度的α糜蛋白酶(1:10 000),只注射到后房,并在1分钟后冲洗,可不产生继发性青光眼。

(三)散瞳剂诱发的青光眼

窄房角眼或高褶虹膜者,周身或局部应用阿托品类药物后,可能引起青光眼。可用毒扁豆碱液缩瞳,同时用碳酸酐酶抑制剂及高渗剂治疗。

(四)缩瞳剂所致青光眼

有些患者在用强缩瞳剂(如碘磷灵)一段时间后,前房进行性变浅,房角变窄,眼压升高。这是由于晶状体韧带松弛、瞳孔阻滞增加,以及睫状体充血水肿使虹膜根部与小梁相贴而引起的。这种情况易发生于晶状体较厚,尤其是球形晶状体的患者。用散瞳剂可使眼压下降,故又称为逆药性青光眼。

九、继发于视网膜脱离

视网膜脱离合并青光眼的发生率为12%～17%,可由于以下几种情况引起:巩膜缩短术后眼球容积变小,使虹膜晶状体隔前移,或因巩膜缩短部位太靠前而引起房角闭塞。视网膜长期脱离患者的巩膜和睫状体发生水肿,使房角关闭。此病常伴有慢性睫状体炎,其炎性产物可阻塞小梁间隙,但由于房水分泌减少而眼压偏低,当视网膜复位后,房水分泌恢复正常,遂发生急性青光眼。有破孔的视网膜脱离,视网膜色素上皮脱落下来的色素经破孔沉积于小梁网上而引起眼压升高,封闭破孔有助于控制眼压。

第三节　混合型青光眼

凡具备一种以上的原发性或继发性青光眼,以及原发性和继发性青光眼合并存在者都称为混合型青光眼。常见者有以下几种。

一、开角型青光眼合并房角关闭

慢性单纯性青光眼具有窄房角的患者,随着年龄的增长,晶状体变大,房角进行性变窄,有可能产生闭角型青光眼的急性发作。这种混合型青光眼常是在小梁功能不健全的基础上又发生了房角的部分关闭,而使眼压进行性升高且不易被控制。用强缩瞳剂或肾上腺素可能导致房角进一步关闭甚至急性发作。当初诊时患者房角极窄,视神经已有损害,药物不能控制眼压时,确定是慢性闭角型青光眼还是混合型青光眼是十分困难。房角镜下如有房角关闭,应先做虹膜切除术,再用药物控制开角型青光眼。在虹膜切除术后可以使用强缩瞳剂和肾上腺素。

二、闭角型青光眼伴有小梁损害

闭角型青光眼反复发作后可产生小梁损害或伴有周边前粘连,这时房水流畅系数下降较明显,与房角镜下房角关闭的程度不成比例。对这种患者应行虹膜周边切除术,术后用缩瞳剂或分泌抑制剂等。

三、原发性青光眼术后合并继发性青光眼

在原发性开角型或闭角型青光眼行白内障摘出术或渗漏术后前房延缓形成而损伤小梁或形成周边前粘连,因而形成了原发性青光眼合并术后的继发性开角型或闭角型青光眼。这时应按继发性青光眼治疗,除有瞳孔阻滞需行手术外,应以恰当的药物治疗。药物不能控制眼压时考虑滤过手术。

四、原发性青光眼炎症后合并继发性青光眼

原发性青光眼术后或用缩瞳剂后引起虹膜炎,可导致周边前粘连或小梁损害而形成混合型青光眼。应针对增进小梁的功能进行治疗,如有后粘连伴有虹膜驼背和房角关闭时,应行周边虹膜切除术。

五、开角型青光眼静脉阻塞后的新生血管性青光眼

开角型青光眼伴发视网膜中央静脉阻塞、虹膜新生血管丛和出血性青光眼是比较常见的。应针对出血性青光眼进行治疗。同时详查对侧眼,可能也有开角型青光眼。

六、继发性开角型青光眼伴有继发性房角关闭

由于炎症或外伤而发生的继发性开角型青光眼,当炎症复发或持续时可产生周边前粘连和房角关闭。应针对炎症治疗,同时用分泌抑制剂。眼压下降后

可能需做虹膜周边切除术,解除房角关闭。待炎症消退后再检查小梁的功能并决定处理措施。

七、上巩膜静脉压升高的青光眼伴有继发的房水外流障碍

甲状腺突眼或球后肿物可使上巩膜静脉压升高,虽然其 C 值正常,也可引起眼压升高。以后多发展成房水流畅系数降低,即或眼球突出获得缓解,C 值仍低。这种青光眼宜用药物治疗

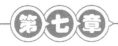

白 内 障

第一节　药物性及中毒性白内障

药物性及中毒性白内障是一种特殊类型的并发性白内障，它既不是因局部眼病引起，也与全身性疾病无关，多由于长期应用或接触某些药物，影响晶状体的代谢，日久导致晶状体浑浊。

一、病因病机

有文献报道，药物性白内障是由于长期使用激素类药物，或二异丙基氟磷酸缩瞳剂，引起晶状体后皮质区的浑浊性变化，如慢性青光眼长期应用缩瞳剂，慢性过敏性结膜炎长期滴用可的松类药物等。引起晶状体浑浊的发病机理还有待进一步研究。

中毒性白内障指过量应用某些药物或蓄积中毒引起晶状体的浑浊性变化。常见中毒药物有二硝基酚、三硝基甲苯、铊等。中毒性白内障，除可以问出与毒性物质接触史以外，晶状体浑浊的形态也具一定特征，应用裂隙灯显微镜检查十分重要。一般在发病早期，晶状体周边部有大小不等的灰黄色小点聚集，多呈环状排列，可伸至晶状体成人核和前后皮质内，在晶状体中央部也可出现环状浑浊。此种白内障的发病率与工龄、年龄成正比，接触有毒物质时间越长，发病率也越高，脱离接触后，此种白内障可稳定在某一阶段或缓慢进展。中毒性白内障的特征是双眼受累，发生白内障的时间距药物中毒时间较长，可达数月至数年。组织病理学检查除晶状体本身空泡、液化、蛋白或结晶沉积外，还常见到睫状体、脉络膜和视网膜肿胀。

很多物质可以使实验的动物发生白内障已经得到公认。长期接触有毒化学物质,或长期口服麦角碱、碳酸酐酶抑制剂、肾上腺皮质激素、局部长期滴用可的松,均可引起中毒性白内障。局部或全身用药及毒性物质诱发产生白内障,慢性肾功能不全及血液透析患者也可发生。临床已经有诸多报道,并引起人们的重视。与眼科临床有直接关联的中毒性白内障主要由以下几种药物引起。

(一)糖皮质激素

长期全身或局部应用大量糖皮质激素,可以产生后囊膜下浑浊,其形态与放射性白内障相似。最初在后囊膜下出现微细点状或条纹状浑浊,裂隙灯显微镜下可见点彩样反光,间有囊泡样改变,此时如不停药,浑浊将进一步扩大加重,最终形成典型的淡棕褐色盘状浑浊。白内障一旦形成,对大多数患者来说减药或停药均不能使其消退。白内障的发生与用药剂量和持续时间有关,用药剂量越大时间越长,白内障的发生率就越高。有报道指出大剂量服用泼尼松 $1 \sim 4$ 年,白内障发生概率可达 78%;中等剂量服用 $1 \sim 4$ 年,发生率为 11%。

(二)缩瞳剂

长期使用抗胆碱酯酶类缩瞳剂,特别是长效缩瞳剂如碘解磷定,可以引起前囊膜下产生维系囊泡,晚期可以引起后囊膜下和晶状体核的改变。使用碘解磷定超过 1 年,约 50% 患者可以产生白内障,停药可以减缓或逆转白内障发展过程。短效缩瞳剂,比如阿司匹林也可以产生同样地结果。应用毛果芸香碱超过 2 个月的青光眼患者,约 10% 会诱发产生不同程度的晶状体浑浊。

(三)氯丙嗪

长期给予氯丙嗪,可以在前囊和皮质浅层出现微细的白色点状浑浊,往往可以在瞳孔区形成典型的星形浑浊外观。

(四)三硝基甲苯

三硝基甲苯中毒性白内障常见于铸药、粉碎、制片、包装、搬运等工种。工龄越长发病率越高。工龄在 1 年以内者很少见到晶状体的改变。因病变起始于晶状体周边部,且病变过程缓慢,所以在较长时间内中央视力不受影响,患者多是在体格检查时被检出。

三硝基甲苯中毒性白内障起始于双眼晶状体周边部,检查时必须散大瞳孔,晶状体的浑浊形态具有特征性。以直接检眼镜彻照法或裂隙灯显微镜后部反光照明法检查,可见晶状体周边部呈环形浑浊,环为多数尖向内,底向外的楔形浑浊融合而成。浑浊的环与晶状体赤道部之间有一窄的透明区,视力不受影响。白内障进一步发展,除晶状体周边部浑浊外,晶状体中央部出现环形浑浊,位于晶状体瞳孔区,环的大小近似瞳孔直径,轻者可见不完整的环,重者浑浊致密,呈花瓣状或盘状,视力可能减退。再发展,周边浑浊与中央部浑浊融合,视力明显减退。以裂隙灯显微镜直接焦点照明法观察,晶状体浑浊为密集的大小不等的灰黄色小点聚集而成,周边部浑浊位于晶状体前后成人核和前后皮质内,中央部浑浊位于前成人核和前皮质内。

(五)白消安

用于治疗骨髓性白血病的药物,服用后可以引起晶状体浑浊。

(六)胺碘酮

一种治疗心律失常的药物。患者使用中等剂量及大剂量时可在晶状体前囊膜下观察到皮质浑浊,发生率为50%。

(七)金制剂

用于治疗类风湿性关节炎的药物,约50%患者用药超过3年后晶状体前囊膜下皮质出现浑浊。

(八)血液透析

慢性肾功能不全及血液透析患者的红细胞己糖激酶被抑制,此为晶状体代谢的重要物质,同时有钙代谢障碍;血液透析时血浆与房水间形成梯度,房水中尿素延迟排出肝素对于血钙浓度有影响。因以上原因发生双侧晶状体浑浊,先是后囊下彩虹反光样浑浊,前皮质可见水裂。白内障发生在血液透析1个月后,或可更早。

(九)金属氧化物

金属氧化物可沉着在晶状体,见于眼内异物、长期服药、职业接触。铁为囊下棕色斑点,铜、金及汞沉着于前皮质,铅沉着于后皮质,银沉着于前囊下。

其他制剂抑制有丝分裂的药物,如二甲磺酸丁酯;硝基化合物,如二硝基酚、二硝基邻甲酚。此外尚有萘、丁卡因、铊制剂等也可以诱发,易引起白内障的全身用药有类固醇皮质激素、毛果芸香碱等。

二、临床表现

(一)症状

(1)类固醇皮质性白内障:后极部分囊下皮质出现小点状浑浊,掺杂空泡和黄蓝等彩色结晶,停药后浑浊可以逐渐消失,如发现晚期、长期用药可以发展为完全性白内障。

(2)缩瞳剂性白内障:浑浊位于前囊下、呈玫瑰花或者苔藓状、有彩色反光,一般不影响视力,停药后可以逐渐消失。有些患者发现过晚,浑浊可以扩到后囊下及核,停药后浑浊不易消失,但可以停止进展。

(3)氯丙嗪性白内障:瞳孔区晶状体前囊下出现浅棕色或灰白色小点状浑浊。重者呈盘状或花瓣状浑浊,并可以向皮部深部发展。

(4)三硝基甲苯性白内障:由多数尖向中心的楔形浑浊连接构成环形。环与晶状体赤道间有窄透明区。继而中心部出现小的环形浑浊,大小与瞳孔相当。重者浑浊致密,呈花瓣状或盘状或发展为完全浑浊。

(二)体征

光镜和电镜检查显示晶状体纤维细胞变性。光镜下可见皮质浅层与深层的纤维细胞透明变性,深层纤维细胞之间可见深嗜伊红色类似血红蛋白的沉积物,核部纤维排列紊乱,也有透明变性。电镜下显示,皮质部纤维细胞的细胞膜模糊不清,断裂、消失,呈裂隙状及髓鞘样结构,核部纤维细胞结构也有破坏。

关于三硝基甲苯中毒性白内障诊断分期,有学者分为四期,他们认为三硝基甲苯性白内障的形成是证明三硝基甲苯侵入的首要和唯一的症状。国内文献报道了相当多的分期标准。1989 年中华人民共和国卫生健康委员会颁布了由北京医科大学第三附属医院负责研制起草的《职业性三硝基甲苯白内障诊断标准及处理原则》作为中华人民共和国国家标准。标准内容如下。

1.诊断原则

根据密切的职业接触史和以双眼晶状体浑浊改变为主的临床表现,结合必要的动态观察,参考作业环境调查,综合分析,排除其他病因所引起的晶状体损害后,方可诊断。

2.诊断及分级标准

有下列一项表现者,列为观察对象。

(1)彻照法检查,晶状体周边部有环形或近成环形的点状暗影。

(2)裂隙灯显微镜检查,晶状体周边部皮质内有散在的细点状浑浊。

一期白内障:彻照法检查时,晶状体周边部有环形暗影。但最大环宽不超过晶状体半径的 1/3。环由多数楔形浑浊连接而成,楔底向周边,尖端指向中心,或做裂隙灯显微镜检查见晶状体周边聚集有多数大小不等的灰黄色细点状浑浊,位于前后皮质和成人核内,皮质透明度降低。分布范围同前。

二期白内障:周边部环状浑浊范围超过晶状体半径的 1/3,但不超过 2/3。

部分患者可表现为晶状体中央部出现相等于瞳孔直径大小的完全或不完全的环状浑浊,此浑浊位于前成人核或前皮质内。

三期白内障:晶状体周边部浑浊超过晶状体半径 2/3 以上,或中央部有致密点状或盘状浑浊,视功能(视力和视野)受到明显影响。

三、诊断要点

(1)有用药或与化学药物的接触史。

(2)多为双侧发病。

(3)晶状体各具不同形态和部位的浑浊。

(4)视力障碍。

四、实验室和其他辅助检查

(1)必要时进行视网膜视力、视网膜电流图及视觉诱发电位检查。

(2)无法看清眼底者,须行眼部超声波检查,测量眼轴及排除眼内疾病。

(3)注意全身肝功能及造血系统的检查。

五、鉴别诊断

三硝基甲苯中毒性白内障虽具有特征的晶状体浑浊形态,但对于青年眼科医师或非专门研究职业性眼病的眼科医师做出正确的诊断尚有困难。常见晶状体周边部浑浊的有花冠状白内障、蓝色点状白内障及初起期老年性白内障。在确诊三硝基甲苯中毒性白内障时,需与下面 3 种类型白内障鉴别。

(一)花冠状白内障

为一种较常见的先天性发育性白内障,在正常人群查体时常可见到。多在青春期后出现,常为双眼对称。浑浊位于晶状体周边部深层,呈短棒状、柱状、仙人掌状、水滴状、圆点状等,所有浑浊组合成整齐的放射状形如花冠而得名。晶状体中央部透明,不影响视力,临床上不做散瞳检查常被忽略。此种白内障为静止性。

(二)蓝色点状白内障

也为较常见的先天性发育性白内障。一般多在 20 岁左右发现,细小的灰白色点状浑浊,略带蓝色,散在分布于晶状体周边部深层皮质,不影响视力,散瞳后方可发现,也不进展。

(三)老年性白内障

老年性白内障多见于 40 岁以上的老年人。晶状体浑浊起始于 3 个部位:晶状体周边部皮质、晶状体核及后囊下皮质。这3种类型中,周边部皮质型最为普遍,三硝基甲苯中毒性白内障需与该型鉴别。老年性白内障多起始于鼻下方周边部皮质,呈楔形,尖端指向晶状体中心部。以后在上部及两侧也出现楔形浑浊,则组合成辐状浑浊。应该注意的是老年性白内障的楔形浑浊不是由金黄色的细点组合而成,有别于三硝基甲苯中毒性白内障。

六、并发症

(一)三硝基甲苯中毒性白内障并发的眼部中毒症状

三硝基甲苯为国防工业和矿山建设常用的炸药,在生产使用过程中不仅可以发生接触性损伤,三硝基甲苯还可以通过皮肤,呼吸道和消化道吸收而引起中毒性病变。眼睑、结膜及角膜暴露于空气中,可以直接接触三硝基甲苯粉;眼球内有丰富的血管,也可因三硝基甲苯中毒发生病变。晶状体为三硝基甲苯中毒最易发病的部位,眼部其他组织也可因三硝基甲苯中毒发生病变。

(1)眼睑:可发生三硝基甲苯中毒性皮炎。眼睑皮肤出现红斑和丘疹,疹后屑。慢性者呈苔藓样改变,也可发生湿疹性皮炎。

(2)结膜与巩膜:球结膜与巩膜的睑裂外露部分出现黄染。应与肝炎黄染及睑裂斑鉴别。肝炎黄染表现为整个巩膜发黄。睑裂斑为睑裂部角膜缘附近球结膜肥厚并略带黄色,呈三角形,其基底面向角膜缘。

(3)角膜:角膜缘可见明显的色素沉着,可能由三硝基甲苯粉尘的慢性刺激所致。

(4)视网膜与视神经:三硝基甲苯中毒可引起视网膜积血,视神经炎与球后视神经炎,导致视野缩窄及中心暗点。长期在三硝基甲苯高浓度车间劳动,血内高铁血红蛋白增高,出现"青紫面容",这时整个眼底也呈暗紫红色,脱离三硝基甲苯工作岗位后皮肤与眼底颜色均恢复正常。

(二)三硝基甲苯中毒性白内障并发症的全身症状

关于三硝基甲苯白内障与三硝基甲苯全身中毒尤其是中毒性肝损伤的关系,一直是人们力求探讨的问题。有些学者的调查认为两者之间有相关关系,但多数学者的调查结果持否定意见。文献报道,三硝基甲苯中毒晶状体损害的发生率高于肝脏损害,其原因可能由于三硝基甲苯中毒性白内障是一种特异性不可逆的改变,且病变进展,而肝脏代偿功能强大,肝脏的损伤具有可复性。加之传染性肝炎的干扰不易排除,这些可能是三硝基甲苯中毒性白内障与三硝基甲苯中毒性肝损伤诊断不一致的原因,因此难于推出两者之间的肯定关系。

七、治疗方法

(1)针对病因,注意合理用药及预防中毒,定期检查,早期发现后停止用药或中止接触。如早期发现,部分患者可逆转白内障的发展。

(2)白内障的药物治疗,包括防止晶状体代谢异常与蛋白质变性的一类药物,如维生素 B_2、维生素 C 等,醛糖还原酶抑制剂与中医辨证用药。

(3)局部滴卡他林、法可林等治疗白内障药物。

(4)如患者因病情需要服用上述药物,则视情况而决定停药或逐渐减少用量,或用其他药物代替。服用糖皮质激素应除去安全剂量这一误区,因为这类白内障的发生虽然与用药剂量有关,但仍然有个体差异。患者一旦出现晶状体浑浊,应将激素减量或降到最小剂量,如有可能,改为隔天用药,因为晶状体浑浊很少发生于间断治疗方法中。

(5)判断患眼的视力下降是否与晶状体浑浊的程度一致,若不一致,应行验光或查明其他影响视力的眼病。

(6)当白内障引起的视力下降已影响患者的生活、学习与工作时(一般术前矫正视力在 0.3 以下),而患者又要求提高视力时,可以手术摘除白内障或在摘除白内障的同时植入后房型人工晶状体。

(7)单纯摘除白内障手术后,应及时戴合适的矫正眼镜。幼儿或儿童,双眼已摘除白内障者或独眼手术者应在出院时就戴合适的眼镜,不必等术后 3 个月才配镜。

第二节　代谢性白内障

许多全身性疾病,特别是内分泌障碍性疾病,多合并不同类型的白内障,即代谢性白内障。内环境生化异常导致白内障形成,在先天性代谢异常情况下更为常见。因此,对于与代谢疾病有关的白内障的认识,不仅是眼科,而且对整个临床取证及鉴别诊断均具有重要的意义。

本病仍可归入中医学"圆翳内障"范畴,证如《河间六书》谓消渴一证,可"变为雀目或内障"。

一、病因病机

(一)中医学认识

中医学认为本病多为阴虚燥热，阴精亏损，肝肾不足，精血不能上承于目，晶珠失养而导致浑浊。

1.肝肾不足

在《灵枢·五癃津液别论》中有论述说："五脏六腑之津液，尽上渗于目。"而《审视瑶函·目为至宝论》中有论述说："究其因皆从耽酒恋色，嗜欲无穷""因知肝肾无邪，则目决不病，"这充分说明了肝肾不足，阴精亏损是本病的主要病因。在《目经大成·偃目障七十一》有论述说："盖真阳衰惫，好动能劳"，则提示了真阳亏损是偃目障的病因之一。

2.精血不足

肝受血而能视，肝开窍于目，肾主藏精，瞳神属肾，肾水神光，最灵最贵，故正常的精明视物，离不开肾精肝血的濡养。《难经·二十难》曰："血主濡之。"就是对血液的营养和滋润作用的高度概括。行于脉中，内至脏腑，外达肌肤官窍，全身上下内外无所不至。故《素问·五脏生成》曰："肝(目)受血而能视，足受血而能步，掌受血而能握……"《素问·金贵真言论》曰："夫精者，身之本也。"然精血不足不能上承于目濡养晶珠而浑浊。

3.阴虚火旺

头晕目眩，腰膝酸软，骨蒸潮热，盗汗遗精，手足心热，口燥咽干，心烦失眠，多饮，多食，多尿，身体消瘦，视物模糊不清，舌红少苔，脉细数。

(二)西医学认识

根据各种代谢紊乱可将代谢性白内障分为以下几种病因。

1.糖尿病性白内障

糖尿病性白内障指并发于糖尿病患者的晶状体浑浊。临床分为两种：一种为合并老年性皮质型白内障，一种为真性糖尿病性白内障。临床上比较少见，一般来说，以中青年糖尿病患者发病最高。对于中年以后发生的白内障，很难在糖尿病因素和老年因素之间做出准确鉴别。但在形态学上，有很多证据支持这样一种现象，即糖尿病因素可以使老年性白内障提早出现或加速其发展。

糖尿病性白内障发生机制至今尚无最后定论，但对实验性糖尿病性白内障动物模型进行深入研究发现，晶状体内糖代谢紊乱，使白内障形成的重要生化和病理基础。晶状体通过 4 个代谢通路利用葡萄糖，其中 3 个通路(糖酵解、戊糖之路、三羧酸循环)取决于由葡萄糖向 6-磷酸葡萄糖转化,由己糖激酶催化。作为补充代谢通路,在醛糖还原酶催化下,使葡萄糖转化成山梨醇,山梨醇在多元醇脱氢酶催化下,进一步生成果糖。在正常情况下,由于己糖激酶较醛糖还原酶的活性高,山梨醇通路几乎不发挥作用。在糖尿病患者中,血糖水平增高,通过房水迅速扩散到晶状体内,使己糖激酶活性达到饱和,并激活醛糖还原酶,过多的葡萄糖则通过山梨醇通路转化成山梨醇和果糖。这类糖醇一旦在晶状体内产生,使山梨醇不易通过囊膜渗出,从而造成山梨醇在晶状体内积聚,增加了晶状体的渗透压。过多水分进入晶状体以维持渗透性平衡,结果形成囊泡,水隙和板层分离等一系列病理学改变。这一过程如进一步加重,则个别晶状体纤维破裂,钠离子释放进入晶状体,引起进一步吸水。同时,晶状体内成分外漏,使钾、谷胱甘肽、氨基酸和小分子蛋白部分丧失,一次产生皮质和核的浑浊。

2.半乳糖性白内障

半乳糖性白内障与半乳糖代谢异常有关。半乳糖和葡萄糖同为乳糖代谢产物,半乳糖在半乳糖激酶催化下变成 1-磷酸半乳糖,后者在磷酸半乳糖尿苷转化酶的催化下,同尿苷二磷酸葡萄糖反应,形成尿苷二磷酸半乳糖和磷酸葡萄糖,参与糖酵解和三羧酸循环等能量代谢。典型的半乳糖血症是由半乳糖尿苷转移酶缺乏引起的。此酶缺乏,阻碍半乳糖衍生物向葡萄糖衍生物正常转化。在醛糖还原酶的催化下,通过旁路代谢形成甜醇。同山梨醇一样,不能透过细胞膜,引起晶状体纤维渗透性膨胀,从而导致晶状体水化、浑浊。据统计,妊娠妇女此酶缺乏时,如对半乳糖不加限制,则 75% 婴儿将合并有白内障,患病新儿最初几天内用裂隙灯显微镜即可见白内障形成,且可以是本病最早期的症状。典型的半乳糖性白内障,是在前后囊膜下出现簇状分布的水滴样浑浊,如不进行全身治疗,浑浊范围逐渐扩大并加重,最后形成绕核性白内障。

3.低钙性白内障

低钙性白内障常合并婴儿期肌强直、甲状旁腺功能不全,或其他年龄组的佝偻病。肌强直是一种遗传性退变性疾病,病因尚未十分明了。其发病可能与多种分泌功能失调有关。甲状旁腺功能不全引起的晶状体变化,主要出现在甲状旁腺摘除后所引起的明显手足搐搦症患者。两者形态学上有共同特点,在囊膜下可见散在或密集分布的点状浑浊,时而又夹杂天蓝色结晶样反光颗粒;甲状旁腺摘除后的手足搐搦症在皮质浅层出现形似鱼骨样放射条纹状浑浊,更具特点。本病早期轻度白内障时并不影响视力,并可长期保持稳定不变;晚期则浑浊逐渐加重,形态学上有各种复杂的表现形式,可发展为全白内障。

4.营养障碍性白内障

营养障碍性白内障是指晶状体浑浊性变化与特定的营养成分缺乏直接相关。给实验动物以缺乏氨基酸或缺乏维生素的饮食饲养,很容易诱发白内障。微量元素铁、铜、锌、锰、硒是各种抗氧化酶的成分。在动物实验中,硒长期严重缺乏引起白内障已有充分的证据。核黄素是黄素腺嘌呤二核苷酸辅助因子的前体,是谷胱甘肽还原酶的必需部分。在实验性核黄素缺乏症中可发现白内障,但是人类白内障中核黄素缺乏的作用还没有确定。维生素 C 是水溶性抗氧化剂,维生素 E 和胡萝卜素是亲脂性抗氧化剂。尽管缺乏实验动物白内障与其相关的直接证据,但就其可以减轻各种因素引起的氧化损伤的病理结果,建议常规补充一定量的维生素 E 和维生素 C,这对于确保晶状体免受氧化损伤是有益的。但应该指出,这些物质中没有任何一种能够恢复晶状体浑浊区的透明性,而且任何化学物质的大剂量应用都是危险的。尽管人类对某种营养成分缺乏有较大耐受性,但已有证据表明,神经性厌食可导致肉眼可见的囊膜下浑浊;而长期大量饮酒导致早期囊膜下白内障发生也不为罕见。以上情况,从预后的严重程度来讲,同全身严重营养不良状态比较,远不具更多的临床意义,因此常不引起人们的注意。

5.Wilson 病合并晶状体浑浊

Wilson 病即肝豆状核性变,临床上并非罕见。本病是由于进行性的铜代谢障碍而引起脑内基底节的壳核和豆状核软化变性,常合并肝硬化。角膜色环为本病咽部特征性改变之一。典型色素环出现在角膜内弹力膜下,距缘部尚有一透明区,呈铜锈的橙绿色调,形成规整的环形。

6.其他代谢疾病

除以上所列特殊情况外,尚有许多代谢性疾病可以引起白内障。其中大多数以综合征形式出现。临床上常见的有新生儿低血糖症、氨基酸尿症、高胱氨酸尿症、Fabry 病(先天性半乳糖苷酶缺乏症)、6-磷酸葡萄糖脱氢酶缺乏症、Hurler病(黏多糖病第 2 型)、Lowe 综合征、Fanconi 综合征等。此外,慢性肾功能不全也当属此类。以上疾病,临床均比较少见,多数遗传性疾病,且常伴有严重的心、脑、肾功能障碍。相比之下,眼部表现,特别是白内障改变,作为附属体征,常不被人们重视。

二、临床表现

(一)症状

视力障碍是各类白内障的共同症状。糖尿病性白内障一般有糖尿病史,多为双眼视力不同程度下降,眼前飞蚊或伴闪光感。其他类型白内障因病史的不同而有不同的临床表现。代谢性白内障多发生于老年人,与老年性白内障相似,只是发病率较高,发生较早,进展较快,容易成熟,此型多见。真性糖尿病性白内障多发生于严重的青少年糖尿病(1型)患者。多为双眼发病,发展迅速,甚至可于数天、数周或数月内发展为晶状体完全浑浊。开始时在前后囊下出现典型的白点状或雪片状浑浊,迅速扩展为完全性白内障。常伴有屈光变化,血糖升高时,血液内无机盐含量减少,渗透压降低,房水渗入晶状体内,使之变凸形成近视。血糖降低时,晶状体内水分渗出,晶状体变扁平形成远视。

(二)体征

1.糖尿病性白内障

糖尿病性白内障是从密集的囊下小空泡形成开始。在年轻的患者中,这些小空泡迅速发展成典型的灰色斑片浑浊,在前后囊膜下皮质前层,并随着病情的发展使晶状体全面浑浊,年龄较大的患者则进展缓慢。这一过程的特征性病理变化是基质高度水肿,水隙大量形成,晶状体体积因膨胀而增大。在任何一例糖尿病患者中,尤其是年轻人,无论是否存在晶状体浑浊,血糖迅速升高可导致明显近视,而如将血糖迅速降至正常,则可产生远视。这些变化可在数天内达到高峰,而恢复到正常屈光状态则需要数周时间。

2.半乳糖性白内障

半乳糖性白内障为常染色体隐性遗传,由于患儿缺乏半乳糖-1-磷酸尿苷转移酶和半乳糖激酶,使半乳糖在体内积聚无法转化成葡萄糖,却被醛糖还原酶还原为半乳糖醇。醇的渗透性很强,又不能透过细胞膜,引起晶状体纤维渗透性肿胀,而导致晶状体水化、浑浊。较为典型的是前后囊膜下出现簇状分布的水滴样浑浊,如不治疗,最后形成绕核性白内障。

3.低钙性白内障

因血清钙过低引起,较易合并婴儿期肌强直,其他年龄组为佝偻病或甲状旁腺功能不全。肌强直与内分泌失调有关,为遗传性退变性疾病。甲状旁腺功能不全主要表现为甲状旁腺摘除后的明显手足搐搦症。两者共同可见囊膜下散在或密集分布的点状浑浊,时而有天蓝色结晶样反光颗粒夹杂其间,甲状旁腺摘除后的手足搐搦症在皮质浅层可见鱼骨样放射条纹浑浊。本病早期时并不影响视力,晚期时浑浊加重,可发展为全白内障。

4.营养障碍性白内障

有许多代谢性疾病可以引起白内障,临床常伴有严重的心、脑、肾功能障碍,眼部表现,特别是白内障改变,作为附属体征,常常不被人们重视。

5.Wilson 病合并晶状体浑浊

常见于晶状体前囊下区域出现局限浑浊,浑浊呈明亮色彩,葵花样分布,通常为红色,对视力一般不产生影响。就其本质而言,它代表了金属铜离子在这一部位的沉积,而并非晶状体本身的浑浊。

三、诊断要点

(1)糖尿病性白内障多双眼同时发病,进展迅速,由密集的囊下小空泡发展为前后囊膜下皮质浅层的灰白色斑点状浑浊,终至晶状体全浑浊。患者有屈光改变,受血糖影响。

(2)半乳糖性白内障典型表现是前后囊膜呈簇状水滴样浑浊,进行发展后形成绕核性白内障。

(3)低钙性白内障浑浊为囊膜下夹有彩色结晶的点状浑浊,可进行性发展。婴幼儿易引起板层浑浊。

(4)营养代谢性白内障多见于各种维生素的缺乏,以及微量元素(铜、硒、锌等)在体内的异常积聚。

(5)肝豆状核性变多因进行性的铜代谢障碍而引起脑内基底节的壳核和豆状核软化变。

四、实验室和其他辅助检查

(一)视力检查

应分别检查双眼远、近视力,以大致估计白内障所致的视力损害程度。对视力低下者,应例行光感、光定位、色觉检查。在暗室内,遮盖健眼,患眼前 5 m 持一蜡烛光源,让患者辨别出烛光是否存在以确定是否有光感;然后后从不同的 9 个方向,测定其个别方向的光的定位能力(患眼始终正视前方);最后以红、绿玻片置于眼前,确定辨色能力是否正常。双点光源分辨试验,即辨别眼前相距很近的两个点光源的能力,对于判断视网膜功能也有很重要的意义。一旦发现视力结果无法用白内障程度解释时应做进一步特殊检查。视力检查一般是在高对比度下进行的,并不代表低对比度下和视近处物体的视力。

对视力检查结果的评价,需结合患者的职业、受教育程度、经济条件甚至社会人文环境来进行。欧美国家以 Snellen 视力表测试作为评价视功能的标准。大多数临床医师认为 Snellen 视力 20/40 或更好是好视力。美国大多数州允许视力 20/40 或更佳的人驾驶机动车,而老年人最佳矫正视力低于 20/40 不允许驾驶。因此,在美国,大多数矫正视力在 0.5,甚至 0.5 以上的白内障患者迫切要求手术已不足为奇。对于轻度或中度的白内障,做准确的视野检查,必要时行 Ammsler 屏检查,以确定是否有中心暗点或视物变形,对于提示可能同时存在的青光眼或其他眼底病是极有意义的。周边视野也可通过数指法大致确定,一般说来,除非视力极度低下(如成熟期白内障),应能在固视点周围 45°范围内做准确数指。

(二)视野检查

对于轻度或中度白内障患者,准确的视野检查可以确定有无中心暗点或视物变形,对青光眼和其他同时存在的眼底病诊断具有非常重要的意义。

1.视觉电生理检查

视网膜电图检查对于评价黄斑部视网膜功能具有重要价值。闪光视网膜电图可用于低视力眼的检查。闪光视觉诱发电位反映视路传导和视皮质功能,黄斑部病变和视神经损害时,其振幅均降低。闪光视觉诱发电位是屈光间质浑浊时检查视功能的理想方法。临床上可将两种检查结合起来预测术后视力。

2.晶状体核硬度分级

主要是根据裂隙灯显微镜检查结果,根据其核颜色进行判断之后分为五级,来确定其属于哪种类型的白内障,以及选择适合超声乳化手术的核硬度的白内障,并确保手术顺利。这五级分别是:一级(软核),透明或灰白色;二级(软核),灰或灰黄色;三级(中等硬度核),黄色或浅棕黄色,是超声乳化最主要的适应证;四级(硬核),深黄或琥珀色;五级(极硬核),棕褐色或黑色,不宜做超声乳化手术。

(三)斜照法检查

斜照虹膜(瞳孔)、晶状体,如虹膜投影消失则为白内障已成熟;如阳性则晶状体仍有透明皮质。

(四)彻照法检查

当瞳孔散大,通过彻照,由眼底红光反射,可见晶状体早期的楔形或花环样浑浊,则提示白内障。

(五)裂隙灯显微镜检查

裂隙灯显微镜对正常晶状体及白内障的检查方法主要有如下几种。

(1)弥散光照明法:用于检查前后囊膜表面或较明显的浑浊。

(2)后照法:主要用于观察前囊膜改变。直接后照法也可明显勾勒出后囊膜及后皮质区内浑浊轮廓。应用镜面反射法,则可对前囊膜浑浊、隆起及凹陷做出判断,即出现所谓鱼皮样粗糙面上的黑色斑。同时也可根据囊膜表面发光色彩推测白内障发展程度。

(3)直接焦点照明:即光学切面检查法,可明显显示晶状体内光学不连续区。在前囊膜和分离带之间存在一真正的光学空虚区,代表由上皮最新形成的纤维。这一空虚区如消失,往往是晶状体代谢变化或白内障形成最早出现的征象之一。

(六)眼压的检查

测定眼压并非绝对必要,但术前了解眼压,判断是否存在继发于膨胀期白内障、晶状体溶解、晶状体半脱位、葡萄膜炎、进行性房角狭窄等的青光眼,进而决定采取何种术式,特别是人工晶状体植入术前,更应对青光眼因素对手术可能产生的影响做出明确的判断。

检查方法包括指测法、眼压计测量法等。

1.指测法

让被检者向下看,检者用两手示指在上睑上部外面交替轻压眼球,检查双眼,以便对比两眼的眼压,眼压高者触之较硬,眼压低者触之柔软,也可与正常的眼压比较。此法可大概估计眼压的高低,所得结果可记录为正常、较高、很高、稍低或很低。

2.眼压计测量法

修兹(压陷式)眼压计测量法,为常用的测量法,测量前应先向被检者做适当的说明,取得被检者的合作,然后让被检者仰卧,两眼滴 0.5% 的丁卡因溶液 2~3 次面部麻醉。

(1)测量前应校正眼压计(把眼压计竖立在小园试板上,指针指向零度时方为准确),用 75% 的乙醇消毒眼压计足板,等乙醇干后即可使用。

(2)检查时被检者两眼自然睁开,向天花板或某一固定目标点(常用被检者自己的手指)直视,勿转动,检者用左手指轻轻分开上、下眼睑并固定在上、下眶缘,切勿压迫眼球,右手持眼压计的把手,将眼压计垂直下放,将足板轻轻放在角膜正中央(使眼压计自身重量完全压在角膜上,但注意切不可施加任何其他压力),迅速记录眼压计指针所指刻度,将此刻度对照眼压计换算表,查出眼压值。此种眼压计一般有三种不同重量的砝码,即 5.5 g、7.5 g 及 10 g。通常先用 5.5 g 检查,如指针刻度小于3,则应加重砝码重测,一般先后测 5.5 g 及 10 g 两个砝码,以便相互核对及校正眼压。

(3)测完后滴抗生素滴眼液,拭净眼压计足板。记录方法一般以眼压计的砝码为分子,指针所指的刻度为分母,即眼压计砝码/指针所指的刻度为眼压值,如 5.5/4~2.8 kPa(20.55 mmHg)。此种眼压计测得的正常眼压为 1.4~2.8 kPa (10~21 mmHg)。低于 1.4 kPa(10 mmHg)者为低眼压;超过 2.8 kPa (21 mmHg)时,经多次测量时仍高者,应做排除青光眼的检查。

检查目的:如晶状体囊膜破裂,晶状体皮质落入前房阻塞房角,使之房水引流发生障碍,导致眼压升高。如挫伤眼内睫状体,房角受损也会使眼压发生变化,从而发生继发性青光眼。

(七)色觉检查

如红绿色难辨或辨认不清,往往提示手术后视力未得到改善。

(八)虹膜新月影投照试验

这是检查白内障成熟程度最简单易行的方法。从集中光源自侧面照射于瞳孔区。如果白内障已形成,则由于光反射面使瞳孔区呈白色的反光;如果浑浊已扩展到前囊膜(成熟期白内障),则白色反光区与瞳孔应相一致,视为虹膜新月影投照试验阴性;反之,如果浑浊处于晶状体某一定深度(未成熟白内障),则是由于浑浊层次与瞳孔平面尚有一定厚度的透明皮质。因此,当自侧方投照时,与光照方向同侧瞳孔缘内形成的阴影,以典型的新月姿态,投映在晶状体浑浊背景上。新月影程度与白内障成熟程度成反比。虹膜新月影投照试验阳性代表进展期白内障,阴性代表成熟期白内障。对于晶状体局限性浑浊及周边部浑浊,本方法将失去诊断价值。

检眼镜可用于晶状体浑浊的探测,用直接检眼镜＋10 D 透镜,后部反光照明法可在瞳孔红色反光背景下观察晶状体浑浊形态。然而,单眼观察、有限的放大倍率,以及较短的工作距离,使得这种检查不足以对白内障进行分级、分类。间接检眼镜有时可用于评价包括晶状体在内的屈光间质浑浊程度的工具,有经验的临床医师可从检查结果预测视力功能损害与白内障程度是否一致。

五、鉴别诊断

根据年龄、病史、症状及局部检查晶状体浑浊体征,较容易明确诊断,但对其他类型的白内障及其并发症必须鉴别。代谢性白内障常伴有各具特点的全身症状,其晶状体浑浊虽不同,但大同小异,现分述如下。

(一)糖尿病性白内障与低钙性白内障鉴别

1.糖尿病性白内障

分为两种类型,即真性糖尿病性白内障和糖尿病患者的老年性白内障。一般来说,对于中年以后发生的白内障,很难在糖尿病因素和老年因素之间做出准确鉴别,但糖尿病患者的白内障要比同龄人早。典型的糖尿病症状"三多"即多饮、多尿和多食。病情严重可累及全身多个器官病变。真性糖尿病性白内障多发于30岁以下的Ⅰ型糖尿病患者中,晶状体浑浊是以密集的囊膜下小空泡形成开始的,这些小空泡可迅速发展成典型的灰白色斑片状浑浊,位于晶状体前膜下皮质浅层。

随着病情的发展,晶状体发生全浑浊。在糖尿病患者中,血糖的波动可引起晶状体屈光度的改变,血糖升高可导致近视,而将血糖降至正常,又可引起远视。

2.低钙性白内障

有甲状腺手术史或营养障碍史,血钙过低血磷升高;手足抽搐、肌肉痉挛、毛发脱落,骨质软化等典型症状。囊膜下散在的或密集分布的点状浑浊,有时伴有蓝色结晶样反光颗粒。早期白内障不影响视力,晚期则浑浊逐渐加重,当血钙下降至1.75 mmol/L以下时,浑浊加速,重者在短期内可发展为完全浑浊。婴幼儿者多为绕核性白内障。

(二)半乳性白内障与肝豆状核变性(Wilson病)鉴别

1.半乳糖性白内障

半乳糖性白内障为常染色体隐性遗传病,可在出生后数天或数周发生,多为绕核性白内障。新生儿出生后不久即可发生呕吐、腹泻、黄疸、肝脾大、生长发育迟缓,重者夭折;晶状体前囊膜下有油滴状浑浊,如不治疗,晶状体浑浊将逐渐扩大为全白内障,部分可出现绕核性白内障。

2.肝豆状核变性(Wilson病)

儿童或青少年期起病,开始为四肢震颤、肌张力增强,逐渐发展为言语不清、吞咽困难、肝功能不正常、肝硬化。由于过量的铜在眼部沉积,可在角膜上形成Kayser-Fleisher环(K-F环),表现为周边角膜后弹力层内形成宽1~2 mm褐色或蓝绿色环。铜在晶状体前囊膜沉积并在晶状体中央形成盘状或放射状浑浊,形成类似于葵花样的内障,对视力影响不大。

六、并发症

糖尿病性视网膜病变主要并发于糖尿病性白内障,由于糖代谢发生紊乱,而导致全身各个器官,包括视网膜发生病变和眼底病变随着糖尿病病程的加长发病率逐年升高;也随着病程的加长而逐渐加重,增生型随着病程的加长而增多。有学者观察北京人病程 5 年以下者,增生型竟占 17.1％,病程在 10 年以上者上升至 45％或以上。如同时合并高血压和高脂血症,则会使眼底病变率增高。

七、治疗方法

(一)辨证论治

1.肝肾不足型

(1)主证:两目干涩,头晕目眩,腰膝酸软,视物模糊,眼目干涩,目少神光,眼内干涩,头晕耳鸣,须发早白,腰膝酸软,梦遗滑精,失眠健忘,面色㿠白,小便清长,夜尿多。晶珠部分浑浊,眼底如常,舌淡苔白,脉细弱等肝肾不足之全身症状。

(2)治法:温补肾阳,填精益髓。

(3)方药:右归丸加减。制附子、当归、鹿角胶、熟地黄、山药、山茱萸、枸杞子、菟丝子、杜仲、牛膝、肉桂。眼干涩不适,可选加沙参、麦门冬、五味子、玉竹、何首乌以益气养阴滋肾;如口干,可加地骨皮以除虚火。

(4)方解:肝受血而能视,肝开窍于目,肾主藏精,瞳神属肾,肾水神光,最灵最贵,故正常的精明视物,离不开肾精肝血的濡养,而补益肝肾是内障眼病明目的重要方法。《医宗必读》也说:"东风之木,无虚不可补,补肾即所以补肝。"方中熟附子、鹿角胶温阳补肾;熟地黄、肉桂、山药、山茱萸、枸杞子、菟丝子、杜仲善补肝肾、益精明目;当归、牛膝补血行血,助药力运行全身。

2.精血不足型

(1)主症:视物模糊,失眠健忘,面色无华,视物昏蒙,眼前黑花飞舞,舌淡,苔白,脉细弱。

(2)治法:温肾助阳,补益精血。

(3)方药:十补丸加减。附子(炮)、五味子、山茱萸、山药、牡丹皮、鹿茸、白茯苓、熟地黄、肉桂、泽泻。小便频数,色白体羸为真阳亏损,宜加补骨脂,加强温阳之力;若用于阳痿,证属命门火衰者,酌加淫羊藿、巴戟天、补骨脂等,以助壮阳起痿之力。

(4)方解:方中附子、肉桂、山茱萸、五味子补肾中元阳;山药、熟地黄、鹿茸补肝脾而益精血,取"阴中求阳"之意。泽泻、丹皮、茯苓为"三泻",诸药合用温肾阳为主,补益精血,濡养肝目,适用于肾阳虚损,精血不足之证。

3.阴虚火旺型

(1)主症:视昏目涩、午后更甚、眼干不适,眼前黑影飘动,晶珠浑浊,潮热盗汗,五心烦热,大便不畅,小便不畅,舌红苔黄腻,脉细数。

(2)治法:滋阴降火。

(3)方药:大补阴丸。熟地黄(酒蒸)、龟板(酥炙)、黄柏(炒褐色)、知母(酒浸,炒)。若阴虚较重者,可加天门冬、麦门冬以润燥养阴;阴虚盗汗者可加地骨皮以退热除蒸;咯血、吐血者加仙鹤草、旱莲草、白茅根以凉血止血;遗精者加金樱子、芡实、桑螵蛸、山茱萸以固精止遗。

(4)方解:本方证属于肝肾亏虚,肾阴不足,虚火上炎所致。治宜大补真阴以治本,佐以降火以治标,标本兼治。本方以滋阴降火为法,以"阴常不足,阳常有余,宜常养其阴,阴与阳齐,则水能制火。"(《医宗金鉴·删补名医方论》)为理论依据,方中重用熟地、龟板滋阴潜阳,壮水制火即所谓培其本,共为君药。继以黄柏苦寒泻相火以坚阴;知母苦寒而润,尚能清润肺经,下能滋清肾水,与黄柏相须为用,苦寒降火,保存阴液,平抑抗阳,即所谓清其源,均为臣药。应用猪脊髓、蜂蜜为丸,此乃血肉甘润之品,填精益髓,既能助熟地、龟板以滋阴,又能制黄柏之苦燥,为佐使药。

(二)中成药治疗

1.六味地黄丸

(1)组成:熟地黄、山茱萸、山药、泽泻、丹皮、茯苓。

(2)用法:每次6 g,每天2～3次,治阴虚所致白内障。

2.知柏地黄丸

(1)组成:知母、黄柏、熟地黄、山茱萸(制)、牡丹皮、山药、茯苓、泽泻。

(2)用法:每次6 g,每天2～3次,治阴虚内热所致白内障。

3.杞菊丸

(1)组成:甘菊花60 g,枸杞子60 g,川芎、薄荷各30 g,苍术180 g。

(2)用法:诸药共研细末,炼蜜为丸,如梧桐子大。每次服20～40粒,饭后服,每天服2次。此方补肝明目,清热退翳。治疗内外障眼,有翳或无翳,视物不明。

4.明目药膏

(1)熟地黄膏:熟地黄500 g,慢火煮熟地黄,煎取浓汁,去渣,加蜂蜜收膏。每天清晨用黄酒和白开水冲服,3～5匙。此方出自《清太医院配方》。据载称本方为"培元固本之圣药"。补血滋阴,填骨填精,通血脉,利耳目,黑须发。

(2)菊花延龄膏:鲜菊花瓣适量,用水熬透,去渣,再熬浓汁,少兑蜂蜜收膏,每次服 10 g,白开水冲服。清肝明目,疏内清热,解毒消炎,抗血栓,抗衰老。治疗头昏神疲,眩晕目赤,两目昏涩。为秋季良好的养生保健膳食。

(三)单方验方治疗

1.验方

(1)组成:火硝 30 g(隔七层纸焙干),入飞黄丹 0.6 g,梅片 0.9 g。

(2)服法:共研细末,入瓶密封勿泄气,每点少许,此方治疗各种翳障。

2.兔肝丸

(1)组成:兔肝(炙微黄)60 g,防风 23 g,玄参 30 g,白茯苓 30 g,羚羊角屑 23 g,人参 23 g,决明子 90 g,车前子 30 g,地骨皮 18 g,枳壳 15 g,黄芪 30 g,熟地黄 30 g,甘菊花 30 g,麦门冬 45 g。

(2)服法:诸药捣研为末,炼蜜和捣为丸,如梧桐子大。每次服 30 丸,食前以温粥冲下,补肝明目,治疗虚劳,肝肾不足,眼目昏暗,久视无力。

3.验方

(1)组成:川楝子、杏仁各 5 g,赤芍、归尾、地肤子、石菖蒲各 10 g,羌活 2.5 g,白矾 2 g。

(2)服法:诸药煎汤,洗患眼,每次 20 分钟,每天 2 次。治疗一切目疾。

4.磁朱丸

(1)组成:磁石、朱砂、神曲。

(2)服法:每天服 2 次,每次 6 g。

(四)古方治疗

1.益气聪明汤

(1)组成:黄芪、人参各 5 g,炙甘草 25 g,升麻、葛根各 15 g,蔓荆子 7.5 g,芍药、黄柏各 10 g。

(2)服法:为末,每服 20 g,睡前服,五更再煎服。

(3)方解:此方以黄芪、人参之甘温,治虚劳为君;甘草之甘平调和诸药,升麻之苦微寒,行足太阳、手阳明、足阳明之经为臣;葛根之甘平,蔓荆子之辛温,皆能生发为佐;芍药之酸微寒,补中焦,顺血脉,黄柏之苦寒治肾水膀胱之不足为使。

2.太乙神丹

(1)组成:蜂蜜 150 mL,人乳 300 mL。

(2)服法:上两味药,合煎一二沸,以瓷器盛之,每天空腹服一盏。

(3)方解:蜂蜜、人乳为甘甜之品,补血润燥,止渴明目,填精化气,治疗血虚,精液不足虚劳羸瘦、噎嗝、消渴、目昏不明。

3.草灵丹

(1)组成:生地黄 960 g(切细,用无灰酒浸 7 天,焙干),鹿茸 60 g,肉苁蓉 60 g,牛膝 30 g,肉桂 30 g,蛇床子 30 g,菟丝子 30 g,远志 30 g,大枣 100 个(煮熟去核,焙干)。

(2)服法:诸药共研细末,炼蜜为丸,如梧桐子大,每服 30 丸,温酒送服。

(3)方解:本方为补肾益精,滋容养卫,填精益髓,坚固牙齿,聪耳明目,延年不老,悦颜色,乌须黑发。

4.六味地黄汤

(1)组成:熟地黄 25 g,山药 12 g,山萸肉 12 g,泽泻 10 g,茯苓 10 g,丹皮 10 g。

(2)服法:每天 1 剂,水煎 2 次,取汁约 200 mL。每次 100 mL,每天 2 次服。

(3)方解:熟地黄滋阴补肾;萸肉补肾涩精;山药健脾补肺兼能涩精;茯苓淡渗补心;泽泻宣泻肾浊;丹皮凉血活血而泻胆火。

5.酸枣仁汤

(1)组成:茯苓 10 g,甘草 3 g,知母 12 g,川芎 3 g,酸枣仁 15 g。

(2)服法:每天 1 剂,水煎 2 次,取汁约 200 mL。每次 100 mL,每天 2 次服。

(3)方解:酸枣仁补肝宁心安神,有收敛瞳神之功效;川芎养血调肝;茯苓宁心安神;知母滋阴清热补其不足,泻其有余;甘草养胃和中,清热除烦。

(五)针灸疗法

1.方法 1

(1)取穴:光明、睛明、球后、鱼腰、丝竹空、三阴交。

(2)操作:每天或隔天 1 次,每次 2～3 穴,中刺激,留针 10～15 分钟。据报道,均有一定疗效。

2.方法 2

(1)取穴:睛明、承泣、太阳、光明、球后、肝俞、肾俞、百会、风池、天柱、攒竹、合谷、足三里。

(2)操作:每次选穴 3～4 穴,得气后留针半小时,每天 1 次,10 天 1 个疗程,间歇 3 天后再行第 2 个疗程。针刺疗法对控制视力,延缓视力减退扩大视野起一定作用,针灸能改善局部血液循环。消除视力疲劳,有利于视觉细胞功能改善。如果针刺疗法与中医疗法结合能提高脏腑的功能,促进血液流通,经络疏通,改善外周微循环。有利于视力提高,视野扩大。

(六)现代医学疗法

1.营养类药物

维生素类药物虽具有抗氧化作用,但许多报道将其列为营养因子,可能因与人们通过饮食能够得到补充有关。维生素类药物对防治或延缓白内障的发生发展有作用,大多数资料来自国外流行病学。由于他们采用的调查方法和收集人群的居住区域不同,其获得的结果难免不一致。但大多数资料认为长期服用维生素 C、维生素 E 等具有推迟白内障发生发展的作用。

(1)维生素 C。①主要作用:维生素 C 具有抗氧化作用,能清除晶状体内自由基,通过抗氧化作用可升高血清中维生素 C 含量,从而延缓白内障发生、发展。加拿大和美国流行病学调查资料反映:单独使用的人群可减少 $50\%\sim70\%$ 白内障手术。②临床应用:饭后口服,每天 1 次,剂量为 $144\sim290$ mg。

(2)维生素 B_2。①主要作用:核黄素具有很强的抗氧化作用,最新研究指出,它具有拮抗白内障的作用。②临床应用:口服,英、美国家每天服 $16\sim74$ mg。

(3)维生素 E。①主要作用:本品具有很好的抗氧化作用,服用维生素 E 能提高血清中维生素 E 水平,减少核性或皮质性白内障发生、发展。②临床应用:近年来美国和意大利研究表明,接受白内障手术的患者,平常摄取的维生素 E 水平很低。长期服用,500 IU/d,可减少白内障的发病率。

(4)滴眼液:常用如下 3 种。

碘化钾 0.3 g,碘化钠 0.05 g,氯化钾 0.6 g,维生素 C 0.3 g,维生素 B_{10} 1 g,硼酸 1.1 g,硼砂 0.19 g,羧甲基纤维素钠 0.15 g,硫代硫酸钠 0.05 g,尼泊金 0.3 g,蒸馏水加至 1 000 mL。

主要作用:本品可增加眼的局部代谢,补充金属离子及维生素。

临床应用:每次 $2\sim3$ 滴,每天 $3\sim4$ 次,用于早期白内障。

视明露:本品以西印度群岛产的新鲜雪叶莲全草出液 20% 和北美全梅叶的热水浸出液 50% 为主要成分,再加甘油 20%,硼酸 5% 混合而成的一种有焦糖味、呈黑褐色的水溶液。

主要作用:可促进眼内组织血液循环、增强晶状体新陈代谢及促进晶状体浑浊的吸收。

临床应用:每次 $1\sim2$ 滴,每天 $2\sim3$ 次,此药曾是美国应用最广的抗白内障药。

昆布眼液:本品由中药昆布的提取液配制而成。

主要作用:具有软坚散结,促进晶状体浑浊吸收及维持晶状体透明度的作用。

临床应用：每次 1～2 滴，每天 3～4 次，用于白内障的治疗。

(5)仙诺林特或仙诺灵：本品是一种复合制剂，主要成分为从牛眼晶状体中提取的晶状体蛋白与抗坏血酸、核黄素和碘化钾复合制剂。

主要作用：有人认为白内障成因之一是由特殊的代谢产物细胞毒素所致。利用晶状体蛋白具有组织特异性，应用本品后，可在毒素尚未进入眼内时，先将其灭活，从而达到防治白内障的目的。

临床应用：片剂，饭后舌下含化，每次 1 片，每天 3 次，用于治疗各种白内障。

2.防治糖尿病性白内障药物

(1)醛糖还原酶抑制剂：常用以下 3 种。

索比尼尔。①主要作用：索比尼尔是较强的醛糖和还原酶抑制剂。动物实验证明，每天口服200～400 mg，可抑制晶状体醛糖还原酶的全部活性，改善晶状体纤维细胞内的高渗状况，防治晶状体蛋白聚合物增加。②临床应用：1％的索比尼尔滴眼液每次 2～3 滴，每天 3～4 次。用于糖尿病性白内障。

吡嗪酰胺。①主要作用，吡嗪酰胺也是属于醛糖还原酶抑制剂类，但与以往的此类药不同，是目前新的抗高血糖和抗高血脂药物。动物实验表明，每天口服 2 次，每次 35 mg/kg，连用24 周，发现吡嗪酰胺不仅明显降低血糖、血脂和甘油三酯水平，而且能阻止糖尿病性白内障的发展。国内已证明吡嗪酰胺能够降低高血压，高胰岛素糖尿病患者血清中的血糖、胰岛素和甘油三酯的含量，到目前为止，尚未证明吡嗪酰胺能否抑制糖尿病性白内障。②临床应用：用于治疗高血压或高胰岛素糖尿病患者的剂量，每次 300 mg 或 600 mg，连续 3 周。

舒林酸。①主要作用：舒林酸是一种非激素类抗炎药，已发现它对醛糖还原酶具有很强的抑制作用，它能使老年糖尿病性白内障患者的视力上升。②临床应用：1％的舒林酸滴眼液(将舒林酸溶解在 pH 8.0 的 0.05 mol/L 的磷酸缓冲液中)，每天 4 次，每次 1～2 滴。

(2)抗氧化类药物：常用以下 2 种。

卡他林。①主要作用：本品是以"醌体学说"为基础的化学合成药物。因醌型物质能与晶状体中羟基发生反应形成不溶性复合物，而导致晶状体浑浊。本品对羟基的亲和力比醌型物质更强，可以制止醌型物质对晶状体溶性蛋白的氧化变性作用。值得注意的是，1991 年 10 月 7 日由卫生健康委员会医疗卫生国际交流中心主办的白内障学术讨论会上对卡他林的药效质疑时，日本金泽医科大眼科佐佐木一教授和德意志波思大学实验眼科 Otto Hockwin 教授在会上分别指出：卡他林仅对糖尿病性白内障有效。②临床应用：滴眼剂（0.7～1 mg/15 mL）：每次1～2滴，每天5～6次，适用于糖尿病性白内障。此溶液不稳定，宜新鲜配制。

法可林或法可立辛。①主要作用：本品已溶于水，水溶液稳定。它是以醌类学说为基础而合成的另一种药物。易透过晶状体囊膜而进入晶状体，组织醌体对晶状体可溶性蛋白的氧化、变形和浑浊化作用；能抑制醛糖还原酶活性，阻止糖尿病性白内障发生。②临床应用：主要用于治疗糖尿病性、老年性、外伤性白内障等。滴眼剂（含片剂）：0.75～1 mg/15 mL，每天滴眼3～5次，每次1～2滴。

（3）糖基化抑制剂：阿司匹林。

阿司匹林是抗炎药物，用它治疗风湿性关节炎和糖尿病患者的过程中发现，长期服用阿司匹林达8年之久的患者白内障发生率明显低于同样条件的未服药患者。①主要作用：动物实验证明，阿司匹林借助乙酰化作用能保护晶状体蛋白拮抗氰酸盐诱发的晶状体浑浊，拮抗因其他因素（如葡萄糖、半乳糖、氨基葡萄等）所致晶状体蛋白的聚合作用，降低晶状体蛋白基化作用等。英国、美国、德国和印度的专家认为阿司匹林有拮抗白内障作用，但也有人持反对意见。②临床应用：每天服1次，剂量325～500 mg。

（七）其他疗法

1.耳针疗法

（1）取穴：肝、脾、肾、眼、肾上腺、内分泌。

（2）方法：交替针刺，10次为1个疗程，或在肝、胆、内分泌等埋针或贴压决明子、磁朱丸等，3～4天取除。

2.头针疗法

（1）取穴：穴视区。

（2）方法：针尖向下刺入头皮第3层幅状腱膜后，平行皮肤进针4 cm，快速旋转针体，或可以留针2小时，10次为1个疗程。

3.穴位注射法

（1）取穴：合谷、肝俞、肾俞、风池、三阴交。

（2）方法：每次取2～3穴，每穴位注射维生素C 0.05 mL，每天1次，10次为1个疗程。

4.三棱针疗法

（1）取穴：睛明、太阳、攒竹、大敦。

（2）方法：常规消毒后，选取上述2穴，用三棱针点刺积血数滴。其中大敦穴上用三棱针点刺后,用手指从膝关节推揉此穴积血。一般每天或间日 1 次。3~5 次后暂停一段时间再继续治疗。

5.中药离子导入法

可用丹参、三七、血栓通、当归、毛冬青、决明子、黄芩、钩藤、地榆、五味子、芦荟、昆布、盐酸罂粟碱、草乌、延胡索、碘化钾、维生素 C、川芎、小檗碱等。

(八)并发症的治疗

糖尿病性视网膜病变的治疗可采用以下几种方法。

1.控制血糖

血糖控制情况与糖尿病的进展和视力预后有很大关系。如血糖长期控制不良,则不仅糖尿病者增多,而且发展为增生型者也会增多。

2.激光治疗

糖尿病不同时期激光治疗的目的不同,其方法也不同。

(1)黄斑水肿的激光治疗:当黄斑毛细血管渗漏加重,黄斑水肿明显,甚至产生囊样水肿,视力持续下降,可采用氩激光做局部格栅光凝,可防止视力下降。

(2)增生期的激光治疗:当视网膜积血和棉絮状斑增多,广泛微血管异常,毛细血管无灌注区加多,则提示有产生新生毛细血管进入增生期的危险,可做散在或全视网膜光凝。如果视网膜和/或视乳头已有新生血管积血,则应立即做全视网膜光凝,以防止新生血管积血和视力进一步下降。

(3)冷冻治疗:对视网膜进行冷冻,在赤道部前后 4 个象限分别做冷冻点,在每个象限用视网膜冷冻头冷冻 5~7 点,同样可使虹膜和视网膜新生血管消退。

(4)其他治疗。①羟苯磺酸钙:可减低毛细血管的通透性和基膜增厚,从而减少视网膜毛细血管荧光素渗漏,并可降低血黏度,减少红细胞和血小板聚集及其释放反应。抑制血管病变和血栓形成,故而使视网膜积血、渗出和为血管瘤减少。口服剂量视病情而定。②复方甲磺酸二氢麦角隐亭:可改善脑血流量,降低毛细血管通透性,降低血黏度,抑制血小板和红细胞聚集,抑制血栓形成,从而减少视网膜血管病变,减少渗出和改善视网膜缺血状态。剂量每次 2~4 mL,每天 2 次,饭前服用。或口服片剂,每次1/2~2 片,每天 2 次,饭前服用。可连续服用 3 个月,可服用 1~2 年。其他药物,如口服阿司匹林,肌内注射普罗碘胺等促进积血吸收。

第三节 老年性白内障

老年性白内障也可称年龄相关性白内障,是指与年龄相关的眼晶状体浑浊的一种最常见的致盲眼病,随着年龄的增长、肌体衰老而发生渐进性视力下降乃至失明。通常双眼先后发病,因晶状体浑浊程度不同致临床上视力表现有差异,初发期的白内障以药物治疗为主,尤其是应用中药整体调理为佳;近成熟期的白内障则以手术治疗为主,尤其是采用现代囊外超声乳化吸除白内障加人工晶状体植入方法为佳。

白内障是造成低视力和致盲的主要眼病之一。我国调查表明,白内障盲人总数占致残眼障的46.07%,高居第一位,在双眼致盲眼病中和60岁以上老人视力致残眼病中白内障分别占了41.6%和60.91%,都是居第一位的致盲眼病。国外学者Taylor的调查指出,目前有2 700万~3 500万的白内障盲人未得到手术治疗,而且每年大约有200万新发生的白内障患者。随着人口老龄化,白内障的高发病率和致残率越来越多的影响老年人的生活质量,已成为全世界社会关注的重大疾病。值得庆幸的是现代科技的进步,显微镜外科手术的开展及人工晶状体的应用,已使白内障盲人复明成为现实。对于伴有眼底疾病的白内障的复明和早期初发晶状体浑浊的控制,则主要依赖于中药的辨证治疗。

老年性白内障在中医眼科学中属于"圆翳内障"的范畴。也有"如银内障""偃月翳障"等之称。

一、病因病机

(一)中医学认识

老年性白内障的浑浊晶状体在中医眼科学中称晶珠,在五轮学说中属于水轮,在五脏中属肾。但在《灵枢·大惑论》中有云"五脏六腑之精气皆上注于目而为精"。故眼的疾病,与五脏六腑均有联系。中医认为老年性白内障多因年老体衰,肝肾亏损,精血不足,脾虚失运,精气不能上荣于目所致。此外,血虚肝旺,肝经郁热上扰或阴虚夹湿热上攻也可致晶珠浑浊。

1.肝肾亏损

在《灵枢·五癃津液别论》中有论述说:"五脏六腑之津液,尽上渗于目。"而《审视瑶函·目为至宝论》中有论述说:"究其因皆从耽酒恋色,嗜欲无穷""因知肝肾无邪,则目决不病。"这充分说明了肝肾不足,阴精亏损是本病的主要病因。而在《目经大成·偃目障七十一》中有记述说:"盖真阳衰惫,好动能劳",则提示了真阳亏损是偃目障的病因之一。

2.脾气虚弱

金元四大家中的李东垣在《兰室秘藏》中有"夫五脏六腑之精气,皆禀受于脾,上贯于目。脾者诸阴之首也,目者身脉之宗也,故脾虚则五脉之精气皆失所司,不能归明于目矣"的论述。此外在《太平圣惠方》中论述到"痰状多般,皆是摄善有乖,致使眼目生患,凡人多餐热食……皆是丧目之因也。脾虚气弱不能运送精气上濡目窍,晶珠失善而浑浊,病发圆翳内障"。

3.热壅津伤

无论是六淫外感入里化热,或饮食不节生热,抑或五志过激化火生热;均可上犯目窍,并灼伤津液,引起晶珠浑浊。

4.湿热上犯

在《证治准绳》对枣花障论述到:"凡燥急及患痰火,竭视劳瞻,耽酒嗜辣,伤水湿热之人,多罹此患。"这说明湿热之邪停积日久,上犯眼目则常致晶珠浑浊,翳障自生。

5.气血亏虚

《黄帝内经》中有"气脱者目不明""肝受血而能视""久视伤血"的理论,气血两亏,晶珠自当失养而浑浊,发生翳障。

6.肝郁气滞

《黄帝内经》中还有"肝开窍于目,肝气条达则目能视万物,肝郁气滞则蒙蔽目窍,视物昏蒙,内障随生"的论述;《证治准绳·七窍门》银风内障中云:"瞳神大,或一片雪白如银……属于气忿,怒郁不得静,尽伤真气。此乃痼疾。述及如银内障"有一点从中起,视渐昏而渐变大不见者,乃郁滞伤乎太和清纯之元气"。

(二)西医学认识

西医学对老年性白内障的确切病因不明。目前有几种较公认的学说,可能是老年性白内障发生与发展的相关因素。

1.生理老化学说

年龄在 50 岁以上的老人,随着年龄的增长,机体代谢功能逐渐下降,肝脏代谢功能减退,肾脏排泄功能紊乱,致使血液中有毒物质增加,常有全身及眼部动脉硬化,导致的眼睛睫状体分泌功能下降,血管硬化,血液循环障碍,均可以引起房水营养物质减少,晶状体营养障碍引起晶状体蛋白变性而逐渐形成灰白色及棕色浑浊,这是老年人多器官功能减退的一种特殊表现。此外,长期过度调节已经减退的调节功能,也可以成为导致晶状体浑浊的诱发因素。

2.营养代谢学说

一些学者认为维生素 B_2 减少,谷胱甘肽缺失,可导致晶状体氧化还原异常,使一些酶的活性变得低下或者消失,从而导致晶状体代谢发生浑浊。晶状体内的钙离子、钠离子、氯离子浓度增高,钾离子的浓度降低,可诱发白内障。

3.醌体学说

醌为色氨酸和酪氨酸的异常代谢产物,它的浓度增高可以与晶状体中可溶性蛋白上的巯基结合,从而导致可溶性蛋白失去巯基而成为不溶性蛋白,导致晶状体变性浑浊。

4.红、紫外线学说

红外线对晶状体蛋白产生凝固作用;紫外线影响晶状体的氧化还原代谢过程,使之发生变性浑浊。

5.内分泌紊乱学说

老年人甲状腺、甲状旁腺、性腺等内分泌腺体功能减退,也可间接导致晶状体代谢障碍而导致浑浊。

6.先天遗传学说

由于孕期母体营养不良、感染、中毒(食物与药物),分娩外伤及遗传因素,都是潜在的发病因素;当年龄增长,晶状体老化加重,这些潜在因素可诱发晶状体浑浊。

7.屈光不正

屈光不正是老年性白内障的原因之一。据报道,屈光不正眼数占患白内障总数眼的 80% ,屈光不正眼数与正视眼比为 $4:1$ 。其机理可能因屈光不正所致的调节异常,引起晶状体囊膜张力发生变化,导致囊膜通透性发生变化,晶状体脱水或吸水膨胀,影响自身营养代谢。另外,睫状肌的异常活动可能会影响房水的质量,导致晶状体营养代谢紊乱,从而产生晶状体浑浊,形成老年性白内障。

8.腹泻

有学者认为,经常发生腹泻与白内障的发生有关,有 4 个中间环节可以解释其在白内障发生的作用。

(1)对营养物质的吸收不良而导致的营养不良。

(2)使用碳酸氢盐水化液体而导致的相对碱中毒。

(3)脱水导致的晶状体和房水间的渗透压失调。

(4)尿素和氰酸铵含量的增加,导致晶状体蛋白发生变性。

然而多数研究未发现两者有必然的联系。因而从公共卫生方面的重要性和生物学角度出发,腹泻与发生白内障之间的关系,还需进一步的深入研究。

9.药物

(1)糖皮质激素:长期全身或局部应用大剂量糖皮质激素,可产生后囊膜下浑浊,其形态与放射性白内障相似。白内障的发生与用药剂量和持续时间有关,用药剂量越大时间越长,白内障发生率就越高。有报道指出,大剂量服用泼尼松1～4年,白内障发生率可高达78%;一些早期的研究报道证实了在类风湿性关节炎、哮喘、肾病、狼疮,以及肾移植后大量应用免疫抑制剂的患者中,糖皮质激素有致白内障的作用。有研究报道提示长期(1年以上)大量应用糖皮质激素(每天15 mg泼尼松)可使后囊下白内障的发生率增高,还有的报道只用4个月的糖皮质激素即可导致白内障。其他关于老年性白内障的流行病学研究,也证实了糖皮质激素可导致后囊下白内障的发生。

(2)阿司匹林和其他止痛剂:试验结果证实,白内障患者的血浆色氨酸含量和晶状体的醛糖还原酶活性增高,而阿司匹林或其他活性成分(水杨酸盐)可抑制醛糖还原酶,并可降低血浆色氨酸含量。因此有理由推测,阿司匹林可能有防止白内障发生的作用。

(3)吩噻嗪类药物:可与黑色素结合,形成一种物质引起色素沉着。20世纪60年代,就有文章报道大量使用吩噻嗪类药物,尤其是氯丙嗪的患者可出现眼球色素沉着和晶状体浑浊。晶状体浑浊可能不是药物直接作用,而是色素沉着增加光辐射吸收作用的结果。一项关于精神分裂症患者的研究显示,晶状体色素沉着的程度或分级与摄入吩噻嗪类药物的剂量有关。

(4)其他:有两项研究报告提示,用镇静剂的患者发生白内障的风险性增加。

广泛的社会及流行病学调查还发现,白内障的发生与受教育程度、吸烟和饮酒史、血压、生活环境、性别有关,也为诱发白内障的不可忽视的重要因素。

二、临床表现

(一)症状

1.视力减退

视力减退的程度与晶状体浑浊的程度与部位有关。眼部不充血,无肿痛及刺激症状。患者往往自觉视力逐渐下降,严重者仅有眼前手动或光感。

2.单眼复视或多视

由于晶状体纤维肿胀、断裂、变性及晶状体抗硬化比变形、屈光力改变,造成棱晶样作用,出现单眼复视或多视。

3.近视

由于晶状体吸收水分后体积增加,屈光力增强,核部屈光力增高,可出现近视现象,患者自觉老视程度减轻,视远方时需戴近视眼镜或原有近视度加重。

4.飞蚊症

如瞳孔区的晶状体有点状浑浊,可在眼前出现点、片状阴影,其位置固定不变,而玻璃体浑浊的阴影则是经常漂浮不固定的,并随眼球转动而飘动。

5.虹视

晶状体吸收水分后,不规则纤维肿胀致注视灯光时有五彩晕轮,此时需与青光眼及结膜炎所致的虹视鉴别。

6.夜盲、昼盲或色觉异常

部分患者因白内障位于周边而发生夜盲,位于中央可致昼盲。由于硬化的晶状体核吸收短波光线,可引起紫色及青蓝色色觉障碍,而晶状体摘除后,患者短期内可有蓝视等现象。

(二)体征

白内障的体征根据眼科专科检查所见晶状体浑浊形态的临床表现,可分为如下三型。

1.老年性皮质性白内障

老年性皮质性白内障是临床上最为常见的类型,其特点是浑浊自周边部浅皮质开始,逐渐向中心部扩张,占据大部分皮质区。根据其临床发展过程及表现形式,老年性皮质性白内障可分为初发期、膨胀期、成熟期和过熟期。

(1)初发期:最早期的改变是在靠周边部前后囊膜下,出现辐轮状的透明水隙或水泡。在裂隙灯显微镜下可见晶状体赤道部皮质有空泡、水裂和机层分离等晶状体吸水后的水化现象。水隙或水泡主要是由于晶状体上皮细胞泵转运系统失常引起液体在晶状体内积聚所致。液体积聚可使晶状体纤维呈放射状或板层分离。对于前者,液体可沿晶状体纤维方向扩展,形成典型的楔形浑浊,底边位于晶状体赤道部,尖端指向瞳孔区中央。散瞳检查在后照或直接弥散照射下,呈典型的辐轮状外观。这种辐轮状浑浊,最初可位于皮质表浅部位,而后向深部扩展,各层次间可相互重叠掩盖,最终发展成晶状体全面灰白色浑浊取代辐轮状浑浊外观。代表老年性皮质性白内障进入进展期阶段。

楔形浑浊是老年性皮质性白内障最常见的浑浊形态,其基底朝周边,尖向中央,做辐射排列,相当于中医所称的“枣花翳内障”,只有当楔形尖端发展到瞳孔区,视力才受到影响,一般位于晶状体周边部的浑浊,可以多年不影响视力。

(2)膨胀期或进展期:晶状体浑浊和纤维水肿及纤维间液体不断增加,原有的楔形浑浊向瞳孔区发展并互相融合,视力显著下降。由于渗透压改变,晶状体吸收水分,发生体积膨胀、增大,前房变浅,因此称为膨胀期。一方面因浑浊为背景的囊膜张力增加而呈现绢丝样反光;另一方面,由于膨胀的结果而使前房变浅。后者对于有青光眼体质的患者来说,少数患者可以诱发急性青光眼。但并非所有老年性皮质性白内障患者都要经历膨胀期发展过程。即使有,个体之间也存在着很大的差异性,也不一定都会诱发青光眼。此时裂隙灯显微镜下可见空泡、水裂和板层分离。由于晶状体前囊下仍有一部分透明的皮质,斜照法检查仍可见虹膜新月影投照试验阳性。此期可以持续数月至数年不等。因此做散瞳检查时应该慎重,一旦发生继发性青光眼,必须及时摘除膨胀的晶状体。

(3)成熟期:这一期以晶状体经完全浑浊为特点,膨胀消退,前房深度恢复正常。裂隙灯显微镜下能看到前面有限深度的皮质,呈无结构的白色浑浊状态,晶状体内水分溢出,浑浊已达到囊膜下,此时斜照法检查虹膜新月影投照试验为阴性。晶状体纤维经历了水肿、变性、膜破裂等一系列病理过程,最终晶状体纤维崩溃,以失去正常的形态为结局。组织学上,代表纤维基质变性的特征性改变,形成所谓 Morgangnian 小体。应用组织化学技术及 X 线衍射方法,对糖尿病和老年性白内障晶状体进行研究发现,球样小体具有脂质双层膜,其中含有证明其纤维基质来源。至成熟阶段,晶状体囊膜仍可保持原有的张力和韧性,此后逐渐向变性方向发展。因此在白内障完全成熟之前采取囊外白内障摘除术、超声乳化白内障吸除术及人工晶状体植入术是恰当的。临床上此期为最佳手术时机。

(4)过熟期:成熟白内障久不手术摘除,晶状体逐渐脱水,体积缩小,前房加深,虹膜震颤,皮质乳化,核下沉,此时视力可好转,晶状体囊膜更脆、皱缩、通透性增加或自行破裂,溶解的晶状体皮质可呈现闪光的特点和胆固醇结晶,称为Morgangnian 白内障。晶状体核可以脱位到前房和玻璃体内,伴随晶状体的蛋白颗粒游移到前方,组织碎片积聚于前房角,阻塞小梁网,引起的继发性青光眼称为晶状体溶解性青光眼。同时进入前房的晶状体物质具有抗原性,可诱发自身免疫反应,导致严重的前葡萄膜炎、晶状体过敏性眼内炎。上述两种并发症进行药物治疗一般无效,采用手术摘除白内障是唯一有效的治疗措施。

2.老年性核性白内障

老年性核性白内障远不像老年性皮质性白内障那样具有复杂的形态学变化

和发展阶段。老年性核性白内障往往与核硬化并存。发病年龄较早,进展较慢,没有明显分期。核浑浊从胚胎核或成人核开始,初起时核呈黄色浑浊,以后逐渐为较黄色、较红色或较黑色,相当于中医学的"白翳黄心内障"或"黑水凝翳内障"。由于核密度增加致屈光指数增加而产生核性近视,可达 5~10 个屈光度。因为晶状体周边部屈光力不变,所以在瞳孔扩大与不扩大时,视力程度不同。

随着白内障程度加重,晶状体核颜色也逐渐加深,由淡红色逐渐变为琥珀色或棕褐色。迁延性核性白内障患者,特别是糖尿病患者核晶状体最终变为黑色形成黑色白内障。晶状体核颜色与核硬度有一定的相关性,即颜色越深,核越硬。这一方面在超声乳化前进行患者选择时应当更加注意。从手术角度出发,鉴别皮质性和核性白内障的意义在于前者的晶状体核一般较小并且比较软,最适合于超声乳化白内障吸除术。在临床上值得一提的是,有些患者主诉虽已老花眼却不需要戴老花镜即可近距离阅读。其实,这也是老年性核性白内障患者经常面临的问题。随着晶状体核硬化,屈光指数增加,进而形成了近视进行性增加的特殊临床现象。如果核硬化局限于胚胎核,而成年核不受影响,其结果往往会产生一种较为特殊的双屈光现象,即中心区为高度近视,而外周区为远视,结果产生单眼复视。

3.老年性后囊下白内障

老年性后囊下白内障是指以囊膜下浅皮质浑浊为主要特点的白内障。浑浊多位于后囊膜下,呈棕色微细颗粒状或浅杯形囊泡状。早期在晶状体后核部囊下皮质呈棕黄色浑浊,形如茶盘,故又名盘状白内障。外观如锅巴样,浑浊呈细小点、小空泡和结晶样颗粒。早期视力受影响是因为浑浊位于视轴区,而晶状体皮质和核保持透明,后期合并有核性或皮质性白内障,才发展为成熟白内障。裂隙灯显微镜下,有时可发现浑浊区附近的囊膜受累,呈现黄、蓝、绿等反射,形成所谓的多彩样闪辉现象。由于病变距节点更近,因此即使病程早期,或病变范围很小很轻也会引起很严重的视力障碍。

老年性后囊下白内障,除后囊膜下浅皮质受累外,其他部分的皮质和晶状体核均透明,因此属于软核性白内障。基于这一点,后囊下白内障是超声乳化手术的最佳适应证。

三、诊断要点

(1)年龄在 50 岁以上。

(2)视力逐渐下降,视物昏蒙或眼前黑影。

(3)眼部无充血,无痛无肿,可有黑花飞舞。

(4)外观端好,瞳孔、眼底均未见异常。

(5)晶状体有不同程度的浑浊,有的甚至完全浑浊。

(6)视力仅存光感时,光定位检测,红绿色觉正常,眼压正常。

(7)排除全身及局部外伤、感染、中毒及其他因素所致的白内障。

四、实验室和其他辅助检查

(一)视力检查

应分别检查双眼远、近视力,以大致估计白内障所致视力的损害程度。对视力低下者,应例行光感、光定位、色觉检查。在暗室内,遮盖健眼,患眼前 5 m 持一蜡烛光源,让患者辨别出烛光是否存在以确定是否有光感,尔后从不同的九个方向,测定其各方向的光的定位能力(患眼始终正视前方)。最后以红、绿玻片置于眼前,确定辨色能力是否正常。双点光源分辨试验,即辨别眼前相距很近的两个点光源的能力,对于判断视网膜功能也有很重要的意义。一旦发现视力结果无法用白内障程度解释时应做进一步特殊检查。视力检查一般是在高对比度下进行的,并不代表低对比度下和视近处物体的视力。比如,一个视力检查结果很满意的患者,有可能在夜间驾驶时视力显得力不从心。

对视力检查结果的评价,需结合患者的职业、受教育程度、经济条件,甚至社会人文环境来进行。欧美国家以 Snellen 视力表测试作为评价视功能的标准。大多数临床医师认为 Snellen 视力 20/40 或更好是好视力。美国大多数州允许视力 20/40 或更佳的人驾驶机动车,而老年人最佳矫正视力低于 20/40 不允许驾驶。因此,在美国,大多数矫正视力在 0.5,甚至 0.5 以上的白内障患者迫切要求手术已不足为奇。对于轻度或中度的白内障,做准确的视野检查,必要时行 Ammsler 屏检查,以确定是否有中心暗点或视物变形,对于提示可能同时存在的青光眼或其他眼底病是极有意义的。周边视野也可通过数指法大致确定,一般说来,除非视力极度低下(如成熟期白内障),应能在固视点周围 45°范围内做准确数指。

(二)视野检查

对于轻度或中度白内障患者,准确的视野检查可以确定有无中心暗点或视物变形,对青光眼和其他同时存在的眼底病诊断具有非常重要的意义。

(1)视觉电生理检查:视网膜电流图对于评价黄斑部视网膜功能具有重要价值。闪光视网膜电图可用于低视力眼的检查。闪光视觉诱发电位反映视路传导和视皮质功能,黄斑部病变和视神经损害时,其振幅均降低。闪光视觉诱发电位是屈光间质浑浊时检查视功能的理想方法。临床上可将两种检查结合起来预测术后视力。

(2)晶状体核硬度分级:主要是根据裂隙灯显微镜检查结果,根据其核颜色进行判断之后分为五级,来确定其属于哪种类型的白内障,以及选择适合超声乳化手术的核硬度的白内障,并确保手术顺利。这五级分别是:一级(软核),透明或灰白色;二级(软核),灰或灰黄色;三级(中等硬度核),黄色或浅棕黄色,是超声乳化最主要的适应证;四级(硬核),深黄或琥珀色;五级(极硬核),棕褐色或黑色,不宜做超声乳化手术。

(三)斜照法检查

斜照虹膜(瞳孔)、晶状体,如虹膜投影消失则为白内障已成熟;如阳性则晶状体仍有透明皮质。

(四)彻照法检查

当瞳孔散大,通过彻照,由眼底红光反射,可见晶状体早期的楔形或花环样浑浊,则提示白内障。

(五)裂隙灯显微镜检查

裂隙灯显微镜对正常晶状体及白内障的检查方法主要有以下几种。

(1)弥散光照明法:用于检查前后囊膜表面或较明显的浑浊。

(2)后照法:主要用于观察前囊膜改变。直接后照明也可明显勾勒出后囊膜及后皮质区内浑浊轮廓。应用镜面反射法,则可对前囊膜浑浊、隆起及凹陷做出判断,即出现所谓鱼皮样粗糙面上的黑色斑。同时也可根据囊膜表面发光色彩推测白内障发展程度。

(3)直接焦点照明:即光学切面检查法。可明显显示晶状体内光学不连续区。在前囊膜和分离带之间存在一真正的光学空虚区,代表由上皮最新形成的纤维。这一空虚区如消失,往往是晶状体代谢变化或白内障形成最早出现的征象之一。

(六)眼压的检查

测定眼压并非绝对必要,但术前了解眼压,判断是否存在继发于膨胀期白内障、晶状体溶解、晶状体半脱位、葡萄膜炎、进行性房角狭窄等的青光眼,进而决定采取何种术式,可提供重要参考,特别是人工晶状体植入术前,更应对青光眼因素对手术可能产生的影响做出明确的判断。

检查方法包括指测法、眼压计测量法等。

1.指测法

让被检者向下看,检者用两手示指在上睑上部外面交替轻压眼球,检查双眼,以便对比两眼的眼压,眼压高者触之较硬,眼压低者触之柔软,也可与正常的眼压相比较。此法可大概估计眼压的高低,所得结果可记录为正常、较高、很高、稍低或很低。

2.眼压计测量法

修兹(压陷式)眼压计测量法,为常用的测量法,测量前应先向被检者做适当的说明,取得被检者的合作,然后让被检者仰卧,两眼滴 0.5% 的丁卡因溶液 2~3 次面部麻醉。

(1)测量前应校正眼压计(把眼压计竖立在小圆试板上,指针指向零度时方为准确),用 75% 的乙醇消毒眼压计足板,待乙醇干后即可使用。

(2)检查时被检者两眼自然睁开,向天花板或某一固定目标点(常用被检者自己的手指)直视,勿转动,检者用左手指轻轻分开上、下眼睑并固定在上、下眶缘,切勿压迫眼球,右手持眼压计的把手,将眼压计垂直下放,将足板轻轻放在角膜正中央(使眼压计自身重量完全压在角膜上,但注意切不可施加任何其他压力),迅速记录眼压计指针所指刻度,将此刻度对照眼压计换算表,查出眼压值。此种眼压计一般有 3 种不同重量的砝码,即 5.5 g、7.5 g 及 10 g。通常先用 5.5 g 检查,如指针刻度小于 3,则应加重砝码重测,一般先后测 5.5 g 及 10 g 2 个砝码,以便相互核对及校正眼压。

(3)测完后滴抗生素滴眼液,拭净眼压计足板。

记录方法一般以眼压计的砝码为分子,指针所指的刻度为分母,即眼压计砝码/指针所指之刻度=眼压值,如 5.5/4=2.8 kPa(20.55 mmHg)。此种眼压计测得的正常眼压为 1.4~2.8 kPa(10~21 mmHg)。低于 1.4 kPa(10 mmHg)者为低眼压,超过 2.8 kPa(21 mmHg)时。经多次测量时仍高者,应做排除青光眼检查。

检查目的:如晶状体囊膜破裂,晶状体皮质落入前房阻塞房角,使之房水引流发生障碍,导致眼压升高。如挫伤眼内睫状体,房角受损也会使眼压发生变化,从而发生继发性青光眼。

(七)色觉检查

如红绿色难辨或辨认不清,往往提示手术后视力仍可能不能改善。

(八)虹膜新月影投照试验

这是检查白内障成熟程度最简单易行的方法。从集中光源自测面照射于瞳孔区,如果白内障已形成,则由于光反射面使瞳孔区呈白色的反光;如果浑浊已扩展到前囊膜(成熟期白内障),则白色反光区与瞳孔应相一致,视为虹膜新月影投照试验阴性;反之,如果浑浊处于晶状体某一定深度(未成熟白内障),则由于浑浊层次与瞳孔平面尚有一定厚度的透明皮质。因此,当自侧方投照时,与光照方向同侧瞳孔缘内形成的阴影,以典型的新月姿态,投映在晶状体浑浊背景上。新月影程度与白内障成熟程度成反比。虹膜新月影投照试验阳性代表进展期白内障,阴性代表成熟期白内障。对于晶状体局限性浑浊及周边部浑浊,本方法将失去诊断价值。

检眼镜可用于晶状体浑浊的探测,用直接检眼镜+10 D 透镜,后部反光照明法可在瞳孔红色反光背景下观察晶状体浑浊形态。然而,单眼观察、有限的放大倍率,以及较短的工作距离,使得这种检查不足以对白内障进行分级、分类。间接检眼镜有时可用于评价包括晶状体在内的屈光间质浑浊程度的工具,有经验的临床医师可从检查结果预测视功能损害与白内障程度是否一致。

五、鉴别诊断

根据年龄、病史、症状及局部检查晶状体浑浊体征,较容易明确诊断,但对其他类型的白内障及其并发症必须鉴别。

(一)外伤性白内障

有明显的外伤史或眼局部伤,主要是由机械性(如钝挫伤、穿孔伤等)、放射性、电击性等眼外伤所致。使晶状体的囊和皮质遭到破坏,其透明度降低或变得完全浑浊,形成不同类型的白内障。

(二)发育性白内障

年龄不符或晶状体浑浊多呈现点状,局限性,较小,不发展或不影响视力。

(三)糖尿病性白内障

有血糖升高病史或伴有相关糖尿病性眼底改变。糖尿病患者中发生的白内障,可以是老年性白内障,只是由于糖尿病的影响,要比正常人群的白内障成熟,年龄提早 10 年左右。另外,为糖尿病所引起者,以青少年为主,临床少见的白内障,即真性糖尿病性白内障。典型的真性糖尿病性白内障,因血糖浓度过高,是晶状体内外的渗透压发生急剧变化,白内障进展较快,在数天或数周内可以达到成熟阶段。此外,在糖尿病发病过程中,还常常出现暂时性近视或远视,且随血糖的变化,屈光状态也随着改变。

(四)老年性晶状体核硬化

老年性晶状体核硬化是晶状体的老化现象,多不影响视力,从形态上彻照法检查眼底可见核硬化为均匀红光,而核性白内障者可见核呈不均匀圆形暗影。

(五)中毒性白内障

有明显的接触史,常见有三硝基甲苯、二硝基酚、萘、氯丙嗪等,可通过病史与晶状体浑浊形态鉴别。

(六)并发性白内障

由眼局部炎症、肿瘤、感染等原因所起的白内障均可见眼局部病灶体征。如药物、肌强直性、低血钙性白内障及先天遗传因素等均有相关病史。对老年性膨胀期的白内障常与青光眼发作易混淆,二者可同时存在,也可先后发病,无论青光眼并发白内障,还是膨胀期白内障继发青光眼,均应及时考虑行白内障摘除术。

(七)葡萄膜炎

老年性皮质性白内障的过熟期,如因继发葡萄膜炎常需与葡萄膜炎鉴别,前者前段检查可见晶状体缩小、核下沉或晶状体囊膜破裂,前房内可见游离晶状体;后者往往晶状体形态完整。

六、并发症

老年性白内障是临床最多见的致盲眼病,随着白内障手术的普及,人们似乎产生了这样的一种看法:得了白内障并不可怕,不管得病时间多长,视力下降多严重,只要做了手术,视力就能够恢复正常。其实,这是一种错误的认识,因为老年性白内障在其漫长的发生、发展过程中,会出现一些并发症,可严重地影响手术疗效。

(一)急性闭角型青光眼

膨胀期白内障由于晶状体皮质吸收水分,使晶状体肿胀,前房变浅,房水外流受阻,可导致青光眼急性发作。此时患者出现眼胀痛、头痛,看灯光时会出现彩色光圈,严重时出现恶心、呕吐、视力急剧下降。因此白内障散瞳检查时须谨慎,一旦发生青光眼,必须及时摘除膨胀的晶状体,否则可能导致永久性失明。

(二)瞳孔阻滞型青光眼

过熟期白内障由于固定晶状体的悬韧带变性和松弛,出现晶状体脱位或移位,引起房水通过瞳孔时受阻,使眼压升高而导致青光眼。此时,出现的典型症状是严重的眼痛、头痛、恶心、呕吐。须及时摘除晶状体,处理瞳孔区的玻璃体,解除患者的病痛。

(三)晶状体溶解性青光眼

过熟期白内障囊膜的通透性增加或有细微破裂,晶状体的颗粒成分随房水的流动游移到前房,然后积聚于前房角,阻塞小梁网,从而产生继发性青光眼。此型青光眼药物治疗无效,必须摘除晶状体及行抗青光眼手术治疗。

(四)晶状体过敏性葡萄膜炎

过熟期白内障导致严重的前葡萄膜炎,会出现眼睑肿胀、角膜水肿、角膜后片状沉着物堆积、瞳孔与晶状体广泛粘连,患者感到眼痛、眼红、视力进一步下降,因此也须手术摘除白内障。

(五)晶状体脱位

整个晶状体可进入玻璃体腔内或瞳孔区白内障手术后并发症有后发性白内障,继发青光眼,眼内炎、虹膜睫状体炎、继发视网膜脱离、眼内积血及人工晶状体植入后的偏位、脱出、下沉、角膜水肿、炎症等。

需要指出的是,老年人中糖尿病患者明显增加。糖尿病可增加白内障的发病率,其特点是进展较快,双眼同时发病。在白内障形成之前,常会感到屈光的变化,血糖升高时会出现近视;经治疗后血糖降低,则会变为远视。因此一旦发现有糖尿病,要立即降低血糖,防止白内障的发生或发展。白内障需手术时,术前须将血糖降至正常水平,术后需严密观察。因为在血糖升高的情况下,术后容易出现伤口愈合延迟,前房积血,前葡萄膜炎等术后并发症。

因此老年人若发现白内障,千万不能大意,不能任其发展,应及时就诊,定期到眼科门诊复查,避免并发症的发生。因为一旦出现并发症,即使手术治疗,术后视力恢复也不理想。

七、治疗

(一)辨证论治

老年性白内障从初发期至成熟期病程均较长,药物治疗适用于初发期或膨胀期以前。若晶状体浑浊已波及瞳孔区、明显影响视力则药物难以奏效,宜待翳定障老之时,再行手术治疗。

1.肝肾亏损

(1)主症:视物模糊,眼目干涩,目少神光,眼内干涩,头晕耳鸣,须发早白,腰膝酸软,梦遗滑精,失眠健忘,面色㿠白,小便清长,夜尿多。眼前有黑花飞舞,或视灯、月数个;眼部外观端好,晶珠部分浑浊,眼底如常,舌淡苔白,脉细弱等肝肾不足的全身症状。

(2)治法:补益肝肾。

(3)方药:右归丸加减。熟附子、当归、鹿角胶、熟地黄、山药、山茱萸、枸杞子、菟丝子、杜仲、牛膝、丹参。眼干涩不适,可选加沙参、麦门冬、五味子、玉竹、何首乌以益气养阴滋肾;如口干,可加地骨皮以除虚火。

(4)方解:肝受血而能视,肝开窍于目,肾主藏精,瞳神属肾,肾水神光,最灵最贵,故正常的精明视物,离不开肾精肝血的濡养,而补益肝肾是内障眼病明目的重要方法。《医宗必读》也说:"东风之木,无虚不可补,补肾即所以补肝。"方中熟附子、鹿角胶温阳补肾;熟地黄、山药、山茱萸、枸杞子、菟丝子、杜仲善补肝肾、益精明目;当归、牛膝、丹参补血行血,助药力运行全身。

2.脾虚气弱

(1)主症:视物昏蒙,眼前黑花飞舞,眼外观端好,或上睑下垂无力提举,晶珠部分浑浊,眼底如常。全身可兼有精神倦怠,肢体乏力,面色萎黄,饮食不振,食少纳差,大便溏薄,少气懒言,语言低微,舌质淡或有齿印,苔白,脉缓或细。

(2)治法:补脾益气明目。

(3)方药:补中益气汤加减。党参、黄芪、茯苓、白术、山药、炙甘草、扁豆、陈皮、升麻、柴胡、薤仁肉。食少纳差可选加建曲、炒谷芽、炒麦芽以健脾消食;大便溏泻者可去薤仁肉,加炒薏苡仁,煨葛根,健脾除湿。

(4)方解:《审视瑶函》曰:"是方人参、黄芪、甘草甘温之品,甘者中之味,温者中之气,气味皆中,故足以补中气;白术甘而微燥,故能健脾;当归质润辛温,故能泽土,术以燥之,归以润之,则不刚不柔而土气和矣。复用升麻、柴胡升清阳之气于地道也,盖天地之气一升,则万物皆生,天地之气一降,则万物皆死,观乎天地之升降,而用于升麻、柴胡之意,从可知矣。"补药多滞,故用少量陈皮行气以导滞。脾胃健,清气升,则诸症可愈。

3.肝热犯目

(1)主症:视物昏蒙,目涩不爽,头痛目胀,心烦或不寐。眼外观如常,晶珠部分浑浊,眼底正常。伴全身有口苦咽干,急躁易怒,便结溲黄,舌红、苔黄、脉弦。

（2）治法：清热平肝，散邪明目。

（3）方药：石决明散加减。石决明、决明子、青葙子、栀子、赤芍、蔓荆子、木贼、菊花、荆芥、羌活、大黄。大便稀者去大黄、栀子；无外邪者去荆芥、羌活；头痛目涩眵多者加白芷、桑叶；急躁易怒者加柴胡、青皮、制香附以疏肝理气，肝火不甚者可去大黄，加刺蒺藜、密蒙花以清肝明目。

（4）方解：石决明、决明子清热平肝，明目退翳为主药；青葙子、栀子、赤芍清肝泄热；蔓荆子、菊花、木贼、荆芥、羌活疏风散邪。

4.阴虚湿热

（1）主症：视昏目涩、午后更甚，眼干不适，眼前黑影飘动。眼外观端好，睛珠部分浑浊，眼底正常。全身可兼有口干不欲饮，烦热口臭，失眠多梦，五心烦热，潮热盗汗，大便黏腻不爽，小便短涩，舌红苔黄腻，脉细弦或细数。

（2）治法：滋阴清热，宽中利湿。

（3）方药：甘露饮加减。生地黄、熟地黄、茵陈蒿、石斛、麦门冬、天门冬、黄芩、枳壳、枇杷叶、甘草、珍珠母。夜寐多梦者加磁石；烦热口渴者加栀子、黄连以清心除烦；大便不调腹胀、苔黄腻者去熟地黄，加薏苡仁、茯苓、佩兰、石菖蒲、厚朴以淡渗利湿，芳香化浊，宽中理气；目干不适者加沙参以养阴生津；视物昏蒙者加菟丝子、桑葚子、枸杞子以滋肾明目。

（4）方解：生地黄、熟地黄滋阴补肾，天门冬、麦门冬、石斛滋阴清热，黄芩、茵陈蒿清热利湿，枳壳、枇杷叶宽中降气以助化湿，甘草清热和中，珍珠母清肝明目。本方由滋阴与清利湿热两种药物组成，可取滋阴不助湿，利湿不伤阴之效。眼科主要用于肺肾阴虚夹湿热者，诸如慢性色素层炎、老年性白内障，主要症见视物昏花，而又舌苔黄腻者均可用之。

5.气血亏虚

（1）主症：晶珠浑浊，头痛眩晕，不耐久视，眉棱骨疼痛，神疲乏力，倦怠懒言，肢体无力，舌淡，苔薄，脉细弱。

（2）治法：补益气血。

（3）方药：八珍汤加减。人参、黄芪、茯苓、熟地黄、当归、白芍、川芎、菊花。若心虚惊悸，头晕少寐，则可加远志、五味子以养心宁神。为了防止过补伤胃，可加枳壳以利气和胃。

（4）方解：方中人参、黄芪大补脾胃之气，则神疲乏力，倦怠懒言可除，茯苓补脾运湿；熟地黄、当归、白芍、川芎补血和血，行气止痛；气血充盈，下则充养血室，涩痛可愈；上则营养头目，则头痛眩晕可止。菊花可退翳明目使晶状体浑浊消失。

(二)中成药治疗

1.中成药(内治)

(1)障眼明片。

组成:山药、茯苓、牡丹皮等。

用法:每次 3 片,每天 3 次。用于白内障初发期。

(2)复明片。

组成:熟地黄、山药、枸杞子、山茱萸、蒺藜、谷精草、茯苓、木通、女贞子、丹皮、生地黄、菊花、石决明、决明子、木贼。

用法:每次 4 片,每天 3 次,用于白内障初发期。

(3)石斛夜光丸。

组成:石斛、人参、山药、茯苓、甘草、肉苁蓉、枸杞子、菟丝子、生地黄、熟地黄、五味子、天门冬、麦门冬、杏仁、防风、枳壳、川芎、黄连、牛膝、菊花、青葙子、决明子、水牛角、羚羊角等。

用法:口服每次 1 丸,每天 2 次。本方滋补肝肾,清热明目,适用于圆翳内障肝肾亏损型。

(4)明目地黄丸。

组成:熟地黄、山茱萸、牡丹皮、山药、茯苓、泽泻、枸杞子、菊花、当归、白芍、石决明、蒺藜等。

用法:口服每次 6 g,每天 2 次。本方滋阴清热,平肝明目,适用于圆翳内障肝热上攻型。

2.中药滴眼液治疗(外治)

常用有珍珠明目眼液、麝珠明目滴眼液、莎普爱思滴眼液、蒲公英滴眼液、三黄眼液。每次2~3滴,每天 3~4 次。

(三)单方验方治疗

1.验方

(1)组成:枸杞子 6 g,茯苓 9 g,当归 3 g,菟丝子 9 g。

(2)用法:水煎服。适用于老年性白内障初发期。

2.苍术丸

(1)组成:苍术 250 g,黑豆 1 000 g。

(2)用法:用水两碗煮干,焙研为末糊丸,每天服 9~12 g,适用于老年性白内障未成熟期。

3.决明子

(1)组成:决明子适量(微炒)。

(2)用法:代茶饮,每天 3 次。

4.验方

(1)组成:火硝 30 g(隔七层纸焙干),入飞黄丹 0.6 g,梅片 0.9 g。

(2)用法:共研细末,入瓶密封勿泄气,每点少许,此方治疗各种翳障。

5.磁朱丸

(1)组成:磁石、朱砂、神曲。

(2)用法:每天服 2 次,每次 6 g。

6.验方

(1)组成:枯矾 2 g,乌贼骨 2 g,冰片 1 g,木香 0.2 g。

(2)用法:共研为极细末,取药少许,点于眼上下睑结膜内,每天 2 次。应用后眼内有流泪感,但 6～7 小时后即可消失。

7.验方

(1)组成:蛇蜕 15 g,蝉蜕 15 g,人指甲 15 g,生铁落 0.3 g,绣花针 7 个,猪肝 250 g。

(2)用法:先将前三味药置瓦上文火焙黄,共研末,将针和铁落与猪肝共煎 1 小时左右,用此汤送服药末,每天 3 次,共分 2 天服完。

8.调中益气汤

(1)组成:人参、黄芪、升麻、柴胡、木香、苍术、陈皮、甘草。

(2)用法:每天 1 剂,水煎服。

9.化障汤

(1)组成:生石决明 30 g,磁石 30 g,生地黄 12 g,枸杞 12 g,白芍 12 g,密蒙花 12 g,菊花 12 g,夏枯草 9 g,石斛 9 g,谷精草 9 g,白蒺藜 9 g,女贞子 9 g,柴胡 6 g,炙甘草 6 g。

(2)加减:中气不足加茯苓、山药、炒白术;阴虚火旺加知母、黄柏、龟板;服药日久,疗效不显,加牡蛎、鳖甲、昆布。

(3)用法:每天 1 剂,水煎服

10.通明补肾丸

(1)组成:石决明 30 g,人参 60 g,生地黄 60 g,桔梗 30 g,车前子 30 g,芜蔚子 60 g,白芍 30 g,细辛 15 g,大黄 9 g。

(2)加减:血压偏高加菊花、钩藤;头晕加天麻、龟板;大便干燥加肉苁蓉;小便淋沥加泽泻、丹皮;眼睛干燥加枸杞子、石斛。

(3)用法:诸药研成细末,用等量蜂蜜制成丸药,每丸重9 g,早晚空腹各服1丸。

11.消障汤

(1)组成:生石决明30 g,草决明15 g,谷精草12 g,生地黄12 g,赤白芍各12 g,女贞子12 g,密蒙花12 g,菊花、沙苑子各12 g,白蒺藜12 g,党参12 g,黄芪12 g,炙甘草6 g。

(2)加减:中气不足加茯苓、山药、白术;合并高血压和动脉硬化加牡蛎、钩藤;合并糖尿病者加麦冬、天花粉、熟地黄。

(3)用法:每天1剂,水煎服。

(四)古方治疗

1.石决明散

(1)组成:石决明12 g,草决明12 g,赤芍12 g,青葙子12 g,木贼12 g,荆芥12 g,麦门冬12 g,栀子9 g,羌活6 g,大黄6 g。

(2)服法:每天1剂,水煎服,分3次,取汁200 mL,每次100 mL,分2次服。

(3)方解:石决明、草决明为主药,清热平肝,退翳明目;青葙子、栀子、大黄、赤芍清泻平肝;荆芥、羌活、木贼祛风散邪。诸药合用,清热平肝散邪明目。

2.杞菊地黄丸

(1)组成:熟地黄25 g,山萸肉12 g,山药12 g,泽泻10 g,茯苓10 g,丹皮10 g,枸杞子12 g,菊花10 g。

(2)服法:每次100 mL,每天2次服用。

(3)方解:熟地黄滋阴补肾;山萸肉补肾涩精;茯苓淡渗利湿补心,泽泻宣泄肾浊,丹皮凉血活血而泻胆火;枸杞子、菊花平肝清热明目。全方补中有泻,补而不滞,滋补肝肾而明目。

3.金磁朱丸

(1)组成:磁石100 g,辰砂50 g,神曲200 g。

(2)服法:每服10丸,渐渐加至30丸,空心饭汤下。

(3)方解:此方以磁石咸寒镇坠肾经为君,令肾水不外移;辰砂为甘寒镇坠心经为臣,肝为其母,此子能令母实也,肝实则目明;神曲辛温,化脾胃宿食为佐,生用者发其生气,熟用者敛其暴气。

4.参苓白术散

(1)组成:人参 6 g,白术 6 g,茯苓 8 g,扁豆 8 g,薏苡仁 6 g,山药 6 g,砂仁 3 g,桔梗 6 g,炙甘草 3 g。

(2)服法:每天 1 剂,水煎服,每次 100 mL,每天 2 次口服。

(3)方解:方中人参、白术、茯苓益气健脾利湿为君。山药助君药以健脾益气,兼能止泻;白扁豆、薏苡仁助白术、茯苓以健脾渗湿为臣药。砂仁醒脾和胃,行气化湿,是为佐药。桔梗宣肺利气,通调水道,载药上行,炙甘草调和诸药。

5.桃红四物汤

(1)组成:红花 15 g,桃仁 15 g,当归 10 g,熟地黄 10 g,赤芍 6 g,川芎 6 g。

(2)服法:每天 1 剂,水煎服,每次 100 mL,每天 2 次,口服。

(3)方解:当归、熟地黄、赤芍、川芎为四物汤,活血调血;桃仁、红花活血化瘀止痛。诸药合用活血化瘀,补血明目。

6.泄热黄连汤

(1)组成:升麻 25 g,黄芩(酒炒)、黄连(酒洗)、柴胡(酒洗)、生地黄(酒洗)各 50 g,龙胆草 15 g。

(2)服法:共为粗末,每服 15 g,午食前后热服,则阳不升,临卧休服,反助阴也。

(3)方解:此方为主治客之剂。治主者,升麻主脾胃,柴胡行肝经为君,生地黄凉血为臣,为阳明、太阴、厥阴多血故也,故客者,黄连、黄芩皆疗湿热为佐,龙胆草专除眼中诸疾为使,为诸湿热皆从外来为客也。

7.益气聪明汤

(1)组成:黄芪、人参各 5 g,炙甘草 25 g,升麻、葛根各 15 g,蔓荆子 7.5 g,芍药、黄柏各 10 g。

(2)服法:为末,每服 20 g,睡前服,五更再煎服。

(3)方解:此方以黄芪、人参之甘温,治虚劳为君;甘草之甘平调和诸药,升麻之苦微寒,行足太阳、手阳明、足阳明之经为臣;葛根之甘平,蔓荆子之辛温,皆能生发为佐;芍药之酸微寒,补中焦,顺血脉,黄柏之苦寒治肾水膀胱之不足为使。

(五)针灸疗法

1.方法 1

(1)取穴:睛明、球后、攒竹、期门、光明、鱼腰、合谷、肝俞、肾俞、三阴交、足三里、承泣、太阳、申脉、照海等。

(2)操作:每次 3～5 穴,每天或隔天 1 次,8～10 次为 1 个疗程。若肝肾亏虚加太冲、肾俞、百会、神阙、太溪以滋补肝肾;若脾胃虚弱加脾俞、胃俞、足三里、合谷、四白等补益脾胃;若肝热上犯,加行间、太冲、风池、阳白、支沟、大敦、印堂等穴,以清肝血热;若阴虚湿热则加脾俞、三焦俞、膀胱俞、复溜、太溪、阴陵泉以养阴清热除湿。

2.方法2

(1)取穴:主穴取承泣、睛明、健明,配穴取球后、翳明、太阳、合谷、肝俞、肾俞。

(2)操作:每次选2~3个穴位,主、配穴交替使用,中、轻刺激。

3.方法3

(1)取穴:主穴取鱼腰、攒竹、睛明,配穴取曲泽、合谷、承泣。

(2)操作:每次选主穴1~2个,配穴选1个,依次更换,轻刺激。

4.方法4

(1)取穴:睛明、球后、攒竹、鱼腰、臂臑、合谷、足三里、三阴交。

(2)操作:每天或隔天1次,每次2~3穴,8~10次为1个疗程,用补法。此法只适用于早期患者,且宜与内服外点药物配合使用。

(六)现代医学疗法

白内障是造成人类致盲致残及低视力的主要眼病,尽管其发病机制还没有彻底被人类揭开,但在治疗上,尤其是手术治疗,是值得肯定、脱盲效率高的最佳手段。

1.药物治疗

在药物治疗方面,人们针对病因机制的几种学说提出了相应的药物治疗,主要以滴眼液为主。对早期白内障或不适合手术的患者进行临床试用。

(1)辅助营养类药物:如维生素E、核黄素等。

(2)与醌体学说有关的药物:根据生化与药理实验研究发现,老年性白内障患者色氨酸、酪氨酸等代谢异常,尿液可分离出代谢异常产物——醌亚氨酸(醌体、醌型物质),而此物质可以诱发老年性白内障。根据醌体学说理论,认为使用对晶状体可溶性蛋白质亲和力比醌体还强的物质可使其不发生变性,从而防止白内障的发生。如卡他林、法可林等。

(3)抗氧化损伤类药物:在晶状体代谢中可产生活性氧而氧化损伤,因老年晶状体中一些与氧化有关酶的活性降低,谷胱甘肽的浓度也较成人低。当晶状体细胞膜被氧化损伤后通透性发生改变,从而使晶状体蛋白变性而发生浑浊,如谷胱甘肽等。

（4）其他抗白内障药物：如腮腺素、视明露等滴眼液可改善新陈代谢，调整囊膜通透性。

2.手术治疗

随着现代手术治疗及显微器械的发展，白内障的显微手术技术日臻完善、成熟，尤其是在小切口和超声乳化技术方面越来越精细与轻巧。因而在手术时间的缩短，手术创口的减小，手术麻醉的简易（表面麻醉）及可塑性、折叠式，甚至液体状的人工晶状体材料等先进技术的应用，使得白内障手术的效果更佳，毒副作用降低。一方面是降低手术经济成本，让更多的患者接受手术治疗；另一方面是手术时间提前，不需要等白内障成熟，在近成熟、未成熟期即可以采用手术治疗。

但是，人的机体是一个有机整体，白内障的发生与发展是身体疾病的一个方面，手术即使再精细、轻巧，其术前准备、术中操作、手术灯的强光刺激（光损伤）、手术创口的恢复，也离不开围手术期的治疗和护理。现代手术虽然时间短，创口小，无明显的毒副作用，但术后的中医调护重在配合西医抗感染，促进伤口愈合与恢复，消除术中的视网膜、黄斑区的光损伤及前房的炎性反应，可以依据中医病机及不同的西医并发症酌情选方调理。

（1）白内障囊外摘除术：是在刺破晶状体前囊中央部后，将晶状体和大部分皮质摘出，并尽量将剩余的皮质冲洗抽吸干净，使晶状体后囊、前囊周边部留在眼内。该手术适用于老年性或有硬核的其他类型白内障和拟植入后房型人工晶状体的白内障，以及晶状体囊膜已破的30岁以上成年人外伤性白内障。

其手术方法为：术前充分散大瞳孔，局部麻醉后，张开眼睑固定上直肌与白内障吸出术相同，并做以角巩缘或穹隆部为基底的结膜瓣。在12点处以截囊刀自角巩缘刺入前房，同上法切开晶状体前囊，做开罐式前囊切开，或以由齿晶状体囊镊伸入前方，将晶状体前囊的中央部镊出。切开并扩大角巩膜切口达130°～150°，用斜视钩或晶状体匙和单齿镊子分别轻压下方角巩缘和上方切口后唇附近巩膜，此时晶状体核及大部分皮质可以顺利摘出，在12点及鼻、颞侧各做角巩膜缝线一针，然后同上法将抽吸灌注针头，伸入前房，将残留的晶状体皮质及有利的晶状体前囊抽吸出来（在没有抽吸灌注针头时，可以用连接含冲洗液的18或19号钝头针伸入前房，将残留皮质慢慢冲洗出来），在角巩膜补加缝线4～5针，做球结膜缝合。球结膜下注射庆大霉素和地塞米松，术眼涂阿托品及抗生素软膏，眼遮盖并包扎双眼。

（2）白内障囊内摘除术：是在离断晶状体切带后将晶状体完整摘出。本手术适用于老年性白内障、40岁以上有较大硬核的各种白内障及有晶状体脱位的白内障。从 20 世纪 30 年代到 20 世纪 80 年代初期,此术式曾被改进和推广,但由于术后玻璃体失去了晶状体后囊的支撑,其活动度增大,使黄斑囊样水肿及视网膜脱离等并发症发病率较高,故一些发达国家的眼科医师较多采用在显微镜下进行白内障囊外摘除术,而较少作此术式。

本术式多采用冷冻摘除法。其方法为:术前散大瞳孔,麻醉及结膜瓣,角巩膜缝线等均与囊外摘除术的方法相同,但角巩膜缘切口 170°～180°,做虹膜周边切除,先切角膜瓣,使上方瞳孔缘较充分地暴露,推开上方虹膜,露出周边部晶状体前囊,以白内障冷冻摘除器的头接触上方晶状体前囊,待数分钟后,冷冻头与晶状体前囊及其下皮质冷冻黏着后,慢慢提取晶状体,稍后左右旋转摆动,使晶状体韧带断裂,整个晶状体便能完整摘除,缝合角巩缘、结膜。球结膜下注射庆大霉素和地塞米松,术眼涂阿托品及抗生素软膏,眼遮盖并包扎双眼。

在无冷冻摘除器时,还可以用镊子夹着硅胶丸或用特制的笔式硅胶棒置于晶状体上方前囊表面,接触 10 分钟后使二者黏着,即可像冷冻摘除术一样将晶状体摘除。也可以用特制的无齿晶状体囊镊夹住上方晶状体前囊,或用金属制的晶状体吸盘连接滴管做吸引力,将晶状体完整摘除,但此二法均不及冷冻方法简便有效。

(3)人工晶状体植入术:随着科学的发展,近年来在国内外已普遍推行白内障摘除术后立即在眼内放入一个人工晶状体,代替已摘除的浑浊晶状体,达到更好恢复晶状体生理功能的目的,术后可因没有配戴白内障眼镜引起的物像放大、周边视野缩窄和配戴角膜接触镜引起一系列并发症。目前使用的有前房型及后房型人工晶状体,大多数是在白内障摘除术后立即植入人工晶状体,也有少数是在白内障摘除后(一般半年以上)植入的,其中常规白内障现代囊外摘除术后立即可置入改良型 J 襻或 C 襻后房型人工晶状体,为最广泛采用方法。

(4)白内障现代囊外摘除术联合后房型人工晶状体植入术:此为在手术显微镜下先进行白内障囊外摘除术,术前散瞳,术时麻醉、开睑、上直肌缝线、做以穹隆为基底的结膜瓣、止血、穿刺进前房、开罐式截囊、剥离前囊膜、挽出晶状体核、清除干净残留皮质等均与白内障囊外摘除术相同。然后松除 12 点钟方位角巩膜的缝线,使鼻、颞侧缝线间留有 6 mm 宽的置入口,在前房及囊袋内注射 2% 的甲基纤维素或 Healon 后,将人工晶状体从 6 mm 的切口植入。用人工晶状体镊夹住人工晶状体上1/3部分,使下襻通过切口并送至 6 点处虹膜后的囊袋中,将上襻送入切口,逆时针旋转镊子,使襻的膝部向后方,当襻的膝部已越过瞳孔上缘时放松上襻,上襻即可进入虹膜后面的囊袋内。调整人工晶状体的位置,使上、下襻分别位于9点及3点的水平位置。前房注入1%的毛果芸香碱或0.1%的卡巴胆碱缩瞳。缝合角巩膜及结膜切口。球结膜下注射庆大霉素和地塞米松,涂抗生素眼膏,遮盖双眼。

(5)白内障超声乳化吸出术联合人工晶状体植入术:白内障超声乳化吸出术是利用超声波将晶状体核乳化后吸出。本法具有切口小,术后患者活动不受限制,对角膜表面曲率影响小的特点,术后很少散光,适用于晶状体核不是明显坚硬的白内障。其手术步骤为:术前充分散瞳、麻醉、开睑、做以穹窿部为基底的结膜瓣等,均同白内障囊外摘除术。之后做板层巩膜瓣下角膜缘切口3 mm长,向前房内注入Healon,开罐式截囊或圆形撕囊。将超声针头斜面向下插入前房,以免进入时吸住虹膜造成虹膜根部离断,进入前房后立即转动使其斜面向上。从晶状体核的前面中央部开始削刨,由浅到深,连续操作直到中央仅剩下一薄层,勿使核松动。当核中央被乳化吸出后,剩余的核呈碗状,此时将针头移到核的上方赤道部,轻轻使针头进入核与皮质间,停止乳化,灌注Healon使核与皮质分离,然后用针头轻轻推动核,使之与皮质进一步分离。如果向一个方向转动核有困难时,则向相反方向重复此动作。一旦核可以自由转动,则继续乳化核的周围部分,直至核中央剩下一薄层。最后核的小片需用乳化针头将其分为两半,并被乳化吸收,不可剩余以免术后严重反应。用自动注吸系统清除干净皮质后,扩大原3 mm切口至6 mm长。如上法囊袋内植入人工晶状体,前房内注入1%的毛果芸香碱或0.1%的卡巴胆碱。平复巩膜瓣,检查切口有无房水渗漏,缝合或不缝合切口。球结膜下注射庆大霉素和地塞米松,涂抗生素眼膏,遮盖术眼。

(七)其他疗法

除针灸疗法针对常用经穴治疗外,在眼部、眼周及耳部采用的其他疗法也颇为丰富,如耳穴埋针、贴药、耳穴结扎、埋线;眼周穴按摩、理疗、离子导入,配合电针、电推拿、气功及穴位冷冻、耳穴穿针等方式多样,各有特色。

1.眼周穴位按摩及理疗法

可用脉冲穴位按摩仪或手法按摩双眼周穴,如睛明、攒竹、四白、鱼腰、太阳等穴位,每天1~2次。

2.耳穴埋针或贴药法

可选耳穴有:肝、目、脑、肾、内分泌等穴,每次2~3个穴,埋针、埋线或贴决明子、磁朱丸等,埋藏或贴药后一般3~4天后再埋针或埋线或贴药,次数不限。

3.穴位注射法

取穴三阴交、肝俞、肾俞、光明、合谷等,每次选穴2~3个,选用维生素C注射液,每穴每天每次注射 0.5 mL,每天或隔天 1 次,交替轮取,10 次为 1 个疗程。

4.中药离子导入法

常用中药离子导入的药物有:丹参、三七、血栓通、当归、毛冬青、决明子、黄芩、钩藤、洋金花、地榆、五味子、芦荟、蜂蜜、昆布、盐酸罂粟碱、草乌、延胡索、碘化钾、维生素 C、川芎、小檗碱等。

5.头针疗法

取穴视区,针尖向下刺入头皮第 3 层幅状腱膜后,平行皮肤进针 4 cm,快速旋转针体,或可以留针2小时,10 次为 1 个疗程。

6.刮痧治疗

(1)头部:全息穴区——额中带、额顶带后 1/3、顶枕带下 1/3。督脉——百会。膀胱经—双侧睛明、攒竹。奇穴——双侧太阳。胆经——双侧瞳子髎、风池。三焦经—双侧翳风。

(2)背部:膀胱经——双侧肝俞至肾俞。

(3)上肢:大肠经——双侧合谷至三间。

(4)下肢:胃经——双侧足三里。

7.针挑疗法

(1)取穴:第 6、7 颈椎棘突处,第 1 胸椎棘突处,以上各处旁开约 0.5 cm 处的 6 个点作为挑治部位,每7 个点构成一个梅花形。

(2)操作:患者取坐势,头略低,暴露局部皮肤后,选取挑治部位。按常规消毒皮肤,然后用针挑破皮肤,从皮下组织中可挑出白色纤维物数十条,至白色纤维物挑净为止,将白色纤维挑断或用手术刀切断。挑治部位有少量积血,用消毒棉球擦干即可。挑治时间一般第 1～4 次,每天挑治。从第 5 次开始,则每周挑 1 次,12 次为 1 个疗程。最初 3 次分别在第 6、7 颈椎,第 1 胸椎棘突处挑,第 4～12 次分别在棘突处周围、左右、上下相对称的两个点挑治。(注意:挑治过程中,禁食有刺激性的食物,禁房事)。

8.火罐疗法

(1)取穴:第 6、7 颈椎棘突处,第 1 胸椎棘突处。

(2)操作:依上法实行针挑后,挑治部位有少量积血,用消毒棉球擦干,然后在该处拔火罐,吸出少量血液即行起罐,将血擦干,用酒精消毒,盖上消毒敷料,胶布固定,隔天 1 次,每 12 次为 1 个疗程,一般随针挑法相配合同施患处。

9.梅花针疗法

(1)取穴:后颈部、眼周部及大椎穴。

（2）操作：常规梅花针刺法，弹刺后可加罐拔吸 10～15 分钟。隔天 1 次，5～10 次为 1 个疗程。

10.祛障穴冷冻法

本方法是治疗老年性白内障进行期（初发期、膨胀期）行之有效的方法，是原长春中医学院眼科教研室李永才教授 1980 年发现并创立的。选穴：在角巩膜缘 3、6、9、12 点终四个方位为祛障穴，穴位直径 2 mm，2/3 在巩膜缘上，1/3 在角膜缘上，先用 0.5％ 的丁卡因做表面麻醉 3 次后，用直径 2 mm 的无菌棉签蘸液氮 0.5 mL 之后迅速接触祛障穴表面，不施加压力。冷冻时间为 5 秒，以穴位表面出现白色冻斑为宜。每周 1 次，5 次为 1 个疗程。冷冻后无须特殊处理，局部极度充血水肿时，可滴用氯霉素滴眼液以预防感染。

（八）并发症治疗

1.绿风内障

相当于西医急性闭角型青光眼。发病急剧，眼珠肿痛欲脱，视力急剧下降，甚至失明。白睛混赤，眼睛雾浊，瞳内呈黄绿色，瞳神散大，眼珠变硬，甚坚如石。或伴有头痛如裂，恶心呕吐，眩晕耳鸣。舌质红，苔黄腻，脉滑数。

（1）中药疗法。①治法：平肝泻火，清降痰浊。②方药：羚羊角饮子加减。羚羊角（锉末）、犀角（锉末）、防风、桔梗、茺蔚子、玄参、知母、大黄（炮）、草决明、甘草（减半）、黄芩（炒）、车前子各等分。

（2）针灸疗法。①取上花穴治疗，用泻法。②在选穴上，以足太阳膀胱经、足少阳胆经、足厥阴肝经为多，其次为足阳明胃经、手阳明大肠经、手少阳三焦经、督脉。主穴：睛明、攒竹、风池、行间。配穴：合谷、三阴交、太阳、肝俞、光明、太冲、足三里、肾俞、太溪、球后。

实验研究：睛明、行间、风池为主穴。单独针刺即可有效降低眼压，若联合使用降眼压效果迅速持久。

（3）其他疗法。①甘露醇：使用剂量一般每千克体重 1.5 g。本品配成 20％ 的水溶液做静脉滴注，每分钟输入 5～10 mL，一般在 30～60 分钟滴完。注射后 15～30 分钟开始眼压下降，用药后可出现多尿、口渴后颅内压降低所引起的恶心、头痛、头昏等，在输液停止后即可消失。②50％ 葡萄糖溶液：加入 1 g 维生素 C，静脉注射，每天 1 次，也有暂时降低眼压的作用，糖尿病患者禁用。

（4）现代医学疗法。①用药物降低眼压，以解除高眼压对视网膜及视神经的危害。常以缩瞳剂、碳酸酐酶抑制剂、β 受体阻滞剂和/或 α_2 受体激动剂联合并用，大多数患者足以降低眼压。②打开关闭前房角，在发作 48 小时内打开关闭的前方角,越早越好。缩瞳剂、角膜中央加压可以打开对合性前房角关闭。激光周边虹膜成形术可拉开粘得不太牢固的前粘连。③缓解瞳孔阻滞,90%的闭角型青光眼是瞳孔阻滞性的。瞳孔阻滞可造成前房角关闭,切开虹膜根部是改善前后房角交通的有效办法,全部闭角型青光眼患者需要行激光虹膜切开术或周边虹膜切除术。④瞳孔阻滞性青光眼一般需要进行手术治疗。在药物将眼压控制,或者用尽全部药物而眼压未能被控制后,必须考虑手术治疗。药物治疗后很快控制眼压者,先复查前房角,判断是何种机制增高眼压的。并采用其相应的手术进行治疗,有激光虹膜切开术、周边虹膜切除术、激光周边虹膜成形术、小梁切除术、白内障囊外摘除术等。

2.晶状体过敏性葡萄膜炎

应及时摘除晶状体物质,扩瞳,局部及全身应用类固醇皮质激素。另一眼如有白内障,需行囊内摘除术。

参考文献

[1] 郑得海.眼科疾病诊疗学[M].长春:吉林科学技术出版社,2020.

[2] 马伊.新编眼科疾病诊疗学[M].天津:天津科学技术出版社,2020.

[3] 郝艳洁.精编眼科疾病诊疗方法[M].天津:天津科学技术出版社,2020.

[4] 晁岱岭.眼科疾病临床诊疗要点[M].南昌:江西科学技术出版社,2020.

[5] 李玲.现代眼科疾病诊疗学[M].昆明:云南科技出版社,2020.

[6] 鲍莹.眼科疾病的现代诊断与治疗[M].北京:科学技术文献出版社,2020.

[7] 李兰.现代眼科疾病规范诊治与新进展[M].天津:天津科学技术出版社,2020.

[8] 陈景尧.临床常见眼科疾病诊治对策[M].北京:科学技术文献出版社,2020.

[9] 李艳丽.眼科检查技术与疾病概要[M].沈阳:沈阳出版社,2020.

[10] 姚靖.实用眼科指南[M].天津:天津科学技术出版社,2020.

[11] 周茂伟.精编眼科诊疗常规[M].长春:吉林科学技术出版社,2020.

[12] 颜廷芹.临床眼科诊疗常规[M].沈阳:沈阳出版社,2020.

[13] 王文.眼科检查与诊疗技术[M].哈尔滨:黑龙江科学技术出版社,2020.

[14] 张雅丽.精编临床眼科诊疗学[M].长春:吉林科学技术出版社,2020.

[15] 张鸿.眼科临床检查与诊治技巧[M].昆明:云南科技出版社,2020.

[16] 姜蕾.眼科临床诊治基础与技巧[M].长春:吉林科学技术出版社,2020.

[17] 范惠雅.实用眼科特色专科治疗学[M].昆明:云南科技出版社,2020.

[18] 陈有信.北京协和医院眼科患者精解[M].北京:科学技术文献出版社,2020.

[19] 王祖军.实用眼科常见病诊断与治疗[M].长春:吉林科学技术出版社,2020.

[20] 王园园.新编五官科疾病综合治疗学[M].长春:吉林科学技术出版社,2020.

[21] 宋广斌.新编五官科疾病诊断与防治[M].长沙:湖南科学技术出版社,2020.

[22] 张霞.五官科疾病临床检查与诊疗[M].天津:天津科学技术出版社,2020.

［23］薛朝华.临床五官疾病综合救护精要［M］.南昌:江西科学技术出版社,2020.

［24］修彩梅.眼科手术操作技术与临床实践［M］.北京:科学技术文献出版社,2020.

［25］周茂伟.新编实用眼科学［M］.长春:吉林科学技术出版社,2020.

［26］刘岩.医学眼科学临床实践［M］.北京:科学技术文献出版社,2020.

［27］徐帆,肖志刚,王雷.实用眼科学［M］.天津:天津科学技术出版社,2020.

［28］李冬梅,史季桐.同仁眼整形眼眶病诊疗手册［M］.北京:人民卫生出版社,2020.

［29］赵丹,柴传红.实用五官科疾病诊疗［M］.北京:科学技术文献出版社,2020.

［30］南杰.五官科疾病诊疗及药理学［M］.天津:天津科学技术出版社,2020.

［31］刘淑伟.临床眼科医师治疗手册［M］.武汉:湖北科学技术出版社,2020.

［32］高秀华.精编临床眼科常见病诊断与治疗［M］.哈尔滨:黑龙江科学技术出版社,2020.

［33］邵毅.新编眼科基础与临床诊疗技术［M］.北京:科学技术文献出版社,2020.

［34］游志鹏.南昌大学第二附属医院眼科病例精解［M］.北京:科学技术文献出版社,2020.

［35］龙丹宁,莫亚.青光眼与微循环改变的研究进展［J］.国际眼科杂志,2020,20(8):1355-1358.

［36］李平,张旭.青光眼视野损害进展评估方法研究进展［J］.中华实验眼科杂志,2020,38(5):447-452.

［37］戴薇,付晶.近视与间歇性外斜视交互影响的机制及关键临床科学问题［J］.中国斜视与小儿眼科杂志,2020,28(1):36-38.

［38］吕小利,陶津华,缪晚虹.睫状肌的结构、功能及神经支配［J］.中国医药导报,2020,17(12):53-56.

［39］倪宁,樊冬生,张新丽.超声乳化联合房角分离术治疗急性闭角型青光眼合并白内障患者的效果［J］.中国民康医学,2020,32(15):63-65.

［40］杨正林,杨季云,张清炯,等.视网膜色素变性的临床实践指南［J］.中华医学遗传学杂志,2020,37(3):295-299.